VADE MECUM

DU

Vétérinaire - Dosimètre

VADE MECUM

DU

Vétérinaire - Dosimètre

PAR

JOANNY PERTUS

MÉDECIN VÉTÉRINAIRE

Chevalier du Mérite Agricole

Ex - Président de la Société de Thérapeutique Dosimétrique

———— ✕ ————

PARIS

INSTITUT DOSIMÉTRIQUE

CHARLES CHANTEAUD

DIRECTEUR

54, Rue des Francs - Bourgeois, 54

—

1905

AVANT-PROPOS

L'alcaloïdothérapie était quelque peu science nouvelle, lorsque Burggraeve conçut l'idée de la Dosimétrie, c'est-à dire de l'emploi de tous les principes actifs ou alcaloïdes, selon une règle déterminée et au moyen de granules contenant des substances chimiquement pures et en très faible quantité.

Même à cette époque, cependant, un certain nombre de ces principes actifs étaient, sinon parfaitement connus, du moins mis couramment en usage. Bien que ce nombre ait été considérablement et rapidement augmenté, les hésitations et les réticences n'ont point tout à fait disparu, même avec la méthode dosimétrique, seule capable d'assurer par son innocuité, toute la quiétude d'un contrôle expérimental.

La médecine vétérinaire fournit beaucoup moins d'adeptes à la thérapeutique dosimétrique que la médecine humaine, chose qui paraît d'autant plus irrationnelle que toutes les connaissances acquises en physiologie étant à peu près le résultat exclusif de la vivisection, et l'étude expérimentale des poisons que constituent les alcaloïdes, ayant eu pour sujets des animaux, le vétérinaire semblait devoir montrer moins d'hésitation que tout autre à s'assurer de l'efficacité et vulgariser une méthode, que consacrait de nombreux résultats antérieurs. Il n'en fut pas ainsi cependant et le motif suivant a été un moment présenté comme circonstance atténuante.

Les vétérinaires allopathes, en appliquant la méthode dosimétrique, appréhendent de ne voir accepter que difficilement, par leurs clients, les exigences suggestives d'une administration médicamenteuse fréquemment répétée, à des intervalles déterminés, administration réclamant, d'autre part, l'affectation presque exclusive aux soins des malades, d'un personnel qui, non seulement ne jouit pas toujours de grandes aptitudes, mais fait défaut à la main-d'œuvre d'exploitation, surtout à la campagne.

Bien qu'il faille, à la vérité, reconnaître jusqu'à un certain point, le bien fondé de cette assertion, il est possible cependant d'en amoindrir considérablement l'importance.

La période initiale de toute affection aiguë; qui réclame une intervention dosimétrique jugulatrice, a toujours une durée éphémère, et conséquemment, peut ne pas entraîner l'assiduité incriminée plus de 2 ou 3 jours.

En supposant même que le traitement devienne nécessaire pendant un laps de temps plus considérable, la quantité de granules à administrer et la fréquence de leur administration diminuant en raison directe des progrès de la jugulation, si le propriétaire d'un animal malade, soucieux de ses intérêts, voulait bien réfléchir un instant, il ne tarderait pas à reconnaitre que la perte de temps imposée par un traitement dosimétrique est encore inférieure à celle qu'exige le meilleur traitement allopathique, surtout lorsque par la lenteur ou l'inefficacité de ce dernier, les troubles fonctionnels, ont entrainé les désordres vitaux et organiques qui caractérisent la période d'état d'une affection quelconque.

C'est justement en raison de sa promptitude d'action et de son effet jugulateur que la méthode dosimétrique devient précieuse.

Son efficacité, manifeste parfois en quelques heures, limite le résultat onéreux à un degré au moins égal, mais le plus souvent inférieur, à celui que déterminent les procédés allopathiques.

Ce point étant élucidé, un desideratum de nos confrères restait à satisfaire.

M. Charles Chanteaud, créateur des granules et collaborateur de Burggraeve dans l'œuvre dosimétrique, ayant reçu à diverses reprises et tout récemment encore, un certain nombre de

lettres, signalant la difficulté qui existe d'appro-
prier les produits de sa maison au traitement
des animaux, à défaut d'un ouvrage spécialement écrit en vue d'une édification complète sur
la méthode dosimétrique, fixant le vétérinaire
sur les principes de cette méthode et lui servant de guide dans sa mise en action, en un mot
d'un *Vade mecum du vétérinaire dosimètre*, vou-
lut répondre immédiatement à ce désir formulé
avec tant d'insistance.

A cet effet, nous eûmes l'honneur d'être
chargé par lui de la mission d'écrire le présent
ouvrage.

Nous croyons devoir cette préférence flatteuse
à l'assiduité avec laquelle nous avons, pendant
douze années consécutives, suivi les séances et
collaboré aux travaux de la Société de thérapeutique dosimétrique et aussi à l'honneur de la
présidence et vice-présidence renouvelée, auxquelles la bienveillante considération de nos
distingués collègues de la Société ont cru devoir
nous élever.

Je remercie M. Charles Chanteaud de cette
nouvelle marque de considération.

Notre canevas sera le suivant :

Faire connaître l'origine de la Dosimétrie ; en
développer les principes.

Etudier, chez le cheval et le chien, chacune des maladies qui, chez ces animaux, sont tribulaires d'un traitement à peu près exclusivement dosimétrique.

Nous disons : à peu près exclusivement dosimétrique, nuance sur laquelle nous attirons l'attention car, bien que dosimètre convaincu, nous n'admettons, en matière de thérapeutique, aucune idée d'exclusivité. Avec Jacotin, nous dirons que les vétérinaires dosimètres n'ont pas la prétention de guérir toutes les maladies avec les seuls granules, ainsi que feignent de le croire nos adversaires. Ils ne répudient aucun des moyens rationnels de la thérapeuthique allopathique, tels' que : dérivatifs, révulsifs, injections hypodermiques, électricité, etc. Le lecteur comprendra que si nous restreignons notre champ d'étude aux maladies intéressant seulement le cheval et le chien c'est que chez les animaux de l'espèce bovine, la pathologie est relativement fort restreinte et que, lorsque ces animaux, plus spécialement élevés en vue de l'alimentation, se trouvent placés entre la perspective de voir la mort être le résultat d'une grave maladie traitée sans succès certain, ou d'être abattus immédiatement pour que leur chair soit profitable, c'est toujours à cette dernière décision que se résout le propriétaire.

D'autre part, la posologie spéciale qu'il serait obligatoire d'établir à leur intention, non seulement imposerait des sacrifices onéreux, sans espoir de compensation, mais encore s'écarterait par trop notablement, des principes fondamentaux de notre méthode.

Il sera d'ailleurs loisible au vétérinaire désireux de traiter dosimétriquement ces animaux de baser ses prescriptions sur celles que nous fixerons à propos des maladies du cheval en augmentant rationnellement la quantité et la fréquence d'administration des granules, eu égard à l'âge et la taille, mais en tenant compte toutefois de ce principe : qu'en dosimétrie, il n'y a pas à proprement parler de doses déterminées.

Nous négligerons à dessein certaines maladies contagieuses telles que la morve, le farcin, la gale, la rage, etc., qui sont tributaires des lois et décrets de police sanitaire, ainsi que quelques autres qui ne permettent au traitement dosimétrique qu'un rôle accessoire ou presque nul.

Enfin, unissant nos modestes connaissances personnelles aux enseignements fournis par les ouvrages de nos maîtres en dosimétrie, nous allons essayer de constituer un ensemble qui, nous l'espérons, réalisera d'une façon suffisante le souhait exprimé par nos confrères, en constituant le *Vade mecum dosimétrique* si vivement désiré.

HISTORIQUE DE LA DOSIMÉTRIE

Nul autre, mieux que M. Charles Chanteaud ne pouvait, de la Dosimétrie, écrire l'histoire avec précision ; aussi, imitant en cela notre savant confrère, le docteur Salivas, emprunterons-nous au *Livre d'Or du Congrès de 1900,* la description qui en est donnée par lui et que nous reproduisons in-extenso.

« En 1871, le professeur Burggraeve, de Gand (Belgique), qui venait de concevoir une nouvelle méthode de traitement des maladies par les alcaloïdes, cherchait un pharmacien capable de faire de ces substances, considérées jusqu'alors comme des poisons difficiles à manier, des médicaments inoffensifs par leur fractionnement régulier en doses minimes ; mais les difficultés de l'entreprise avaient rebuté tous les pharmaciens auxquels il s'était adressé dans son pays d'origine.

C'est alors qu'il vint à Paris et eût l'idée de demander conseil à Dorvault, à l'époque directeur de la pharmacie centrale de France.

Dorvault, pensant que nous pouvions être à même de le satisfaire, nous l'adressa.

Le Dr Burggraeve vint nous trouver et nous exposa ses conceptions médico-thérapeutiques.

Irréalisables avec les médicaments ordinaires, elles pouvaient marquer un progrès immense dans l'art de guérir, si elles s'appuyaient sur une pharmacie appropriée. Il nous proposa d'en tenter la création.

Ces idées nous avaient enthousiasmé ; nous acceptâmes sans nous dissimuler la difficulté de la tâche que nous assumions et qui n'était autre qu'une transformation complète de la vieille pharmacie Galénique. Nous étudiâmes d'abord le problème de fractionnement des substances en doses minimes. Nous fûmes ainsi amené à adopter la forme granulaire, qui devint le principe de la nouvelle pharmacie. Puis, après une période de tâtonnements dans la fabrication du granule, nous abandonnâmes le procédé du Codex qui ne nous donnait qu'un dosage irrégulier, pour adopter le mode de fabrication dont nous ne nous sommes plus départi depuis lors. Nous n'avons jamais songé à nous donner, comme on l'a dit, pour l'inventeur du granule. Il était déjà connu en pharmacie, mais peu employé et tenu en suspicion dès qu'il contenait une substance active.

Notre priorité se borne à l'innovation technique, qui permet d'obtenir la régularité du dosage et une suffisante solubilité.

Nous arrivâmes, par ce procédé, à fabriquer une gamme d'alcaloïdes granulés, qui comprenait la *strychnine*, l'*aconitine*, la *digitaline*, l'*hyosciamine*, la *vératrine*, la *caféïne*, la *morphine* et l'*atropine*.

Mis en possession de cette première série de médicaments, le Dr Burggraeve en commença l'expérimentation au lit du malade, et les résultats qu'il en obtint vinrent confirmer pleinement ses vues théoriques, en même temps qu'ils sanctionnaient notre mode spécial de granulation.

Nous continuâmes à granuler de même toutes les autres substances qui constituent aujourd'hui les médicaments dosimétriques, pendant que l'auteur de la méthode poursuivait ses recherches sur leur action thérapeutique.

Après une expérimentation de quelques années, il dégageait les lois générales de l'alcaloïdothérapie déjà pressenties par Mandt, sous lesquelles l'emploi de substances actives, même sous forme de granules, serait toujours demeuré si restreint et si dangereux.

La doctrine baptisée: (Dosimétrie), venait d'entrer dans le domaine de la pratique: il s'agissait dès lors de la faire admettre. C'était une œuvre considérable et bien hardie, si l'on songe qu'elle ne tendait à rien moins que de renverser de fond en comble la thérapeutique officielle et les traditions les plus enracinées de la pharmacie. Mais pénétré de la vérité dosimétrique et convaincu de l'utilité de sa propagation, nous n'hésitâmes pas, dès cette époque, à nous y consacrer tout entier.

C'était en 1873, nous nous adressâmes d'abord à quelques médecins de nos amis, les docteurs Hébert, Pinel, Fontaine, Combes, Hallier, Regnault, Duplanty, Landur, Bitterlin et Ley, en les priant d'expérimenter nos granules suivant la méthode du Professeur de Gand.

Au bout de peu de temps, frappés de l'innocuité et de la fidélité de cette thérapeutique, ils en devinrent tous ses adeptes convaincus. Ils se réunissaient à notre domicile, faubourg Saint-Martin, pour discuter les résultats qu'ils obtenaient et échanger leurs vues sur la nouvelle médication. Ce fut le noyau de cette Société de Thérapeutique Dosimétrique de Paris, qui devait plus tard prendre un si grand développement et contribuer si puissamment à faire progresser les idées nouvelles.

Un an plus tard, nous fondions, rue des Francs-Bourgeois, l'Institut Dosimétrique, c'est-à-dire un établissement centralisant tout ce qui, de près ou de loin, touchait à la nouvelle méthode et, le 4 août 1874, la Société de Thérapeutique Dosimétrique, définitivement constituée, prenait possession, à l'Institut, de la salle que nous lui réservions et qu'elle n'a cessé d'occuper depuis lors.

Puis, pour augmenter notre rayon d'action, le Dr Burggraeve créait un puissant organe de vulgarisation : le *Répertoire de Médecine Dosimétrique* qui fut adressé mensuellement à des milliers de médecins, en France et à l'étranger.

Le mouvement dosimétrique fut lent dans les débuts : nous avions à lutter contre l'indifférence du Corps médical, et l'hostilité des pharmaciens. Cependant, après quelques années de propagande, la Méthode recrutait déjà de nombreux partisans.

Elle fut encore mieux accueillie à l'étranger, surtout dans les pays d'origine latine. C'est ce qui nous donna l'idée, après un congrès à Paris, en 1878, qui n'avait été qu'un ballon d'essai, d'en organiser un, trois ans plus tard, à Madrid, pour bien mettre en lumière ces lois fondamentales de la Dosimétrie, que venait de confirmer, d'une façon éclatante, une expérimentation de plus de sept années.

Ce congrès de 1831, eût un grand retentissement : les nombreux faits cliniques qui y avaient été apportés, avaient sanctionné irréfutablement la nouvelle méthode médicale, et montré aux plus aveugles, les ressources que le praticien peut, en toutes circonstances, tirer du granule, qui apparaissait bien comme l'arme de précision de cette thérapeutique. Aussi les résultats en furent vite appréciables. Beaucoup de médecins étrangers se rallièrent complètement à nos idées et, en France même, la Dosimétrie fut désormais à l'ordre du jour parmi les chercheurs indépendants.

Les années passèrent, l'Institution où convergeaient les travaux des médecins dosimètres du monde entier devint le centre de la vulgarisation de la méthode. Afin de stimuler le zèle des chercheurs, nous instituâmes des concours d'où sortirent d'admirables ouvrages qui enrichissent aujourd'hui la bibliothèque dosimétrique. Nous ne négligeâmes pas non plus les journaux périodiques et à côté du *Répertoire*, nous créâmes diverses autres revues en langues étrangères.

Mais nous ne fûmes pas sans désapprouver la ligne de conduite suivie dans ces diverses publications, ainsi que les attaques violentes que le Dr Burggraeve persistait à écrire, malgré nous, dans le *Répertoire*, contre les Professeurs de l'Ecole et contre ceux qui se refusaient à admettre sa doctrine.

En 1895, devenant libre de toute attache avec le professeur de Gand, et seul Directeur de l'Institut, nous en profitâmes, pour réorganiser les publications périodiques, remplacer l'ancien *Répertoire*, par une nouvelle revue, la *Dosimétrie*, et restaurer les concours. La Société de Thérapeutique, affranchie vers la même époque de toute dictature, voyait son libéralisme lui attirer nombre d'adhérents, tout en continuant, comme par le passé, à faire de notre Institut, le centre du mouvement scientifique commencé dès 1874. Les laboratoires de fabrication furent agrandis et la question pharmaceutique fut loin d'être négligée.

Mais qu'il nous soit permis de dire que, pas plus depuis cette époque qu'à aucun autre moment de notre existence de vulgarisateur, nous n'avons jamais eu la prétention de jouer au chef d'École, et d'imposer au Corps Médical, devant lequel nous restons avant tout, et voulons rester le modeste préparateur des médicaments dosimétriques.

En cette qualité même, bien que considérant notre procédé comme le seul moyen d'obtenir un fractionnement régulier en doses minimes, nous n'avons jamais songé à prétendre au monopole de ces sortes de préparations.

Nous avons toujours suivi avec attention, grâce aux membres de la Société de Thérapeutique l'expérimentation clinique de nos granules, et nous avons toujours tenu grand compte des obser tions et des désirs des médecins.

C'est ainsi que les associations alcaloïdiques étant de plus en plus employées, et certains praticiens ayant demandé de les granuler par notre procédé, nous créâmes, en 1898, les granules composés, pour les satisfaire. Notre pensée n'a pas été de faire de nouvelles spécialités, mais simplement de faciliter l'administration simultanée de plusieurs granules.

Grâce à cette innovation, l'alcaloïdothérapie est entré complètement dans le domaine de la pratique ; aussi le progrès de nos idées, dans l'esprit des médecins indépendants, est-il de plus en plus sensible depuis cette époque.

Enfin, en 1900, c'est à l'Institut Dosimétrique que s'est tenu le Congrès international d'Alcaloïdothérapie, qui réunit trois cents dosimètres de onze nationalités diverses. Ce congrès reconnut, à l'unanimité, la suprématie du granule sur toute autre préparation des substances actives, et proclama de même les principes thérapeutiques que nous vulgarisons depuis plus d'un quart de siècle.

En mesurant le chemin parcouru depuis 1874, il est permis de bien augurer de l'avenir de l'Institut et du succès final de la méthode dosimétrique.

Charles CHANTEAUD.

(Extrait du « Livre d'Or » du Congrès international d'alcaloïdothérapie dosimétrique de 1900).

LA DOSIMÉTRIE
Sa Théorie, ses Principes

La découverte des alcaloïdes, en révolutionnant les principes fondamentaux de la thérapeutique, nécessita de la part de nos maîtres, une série importante de travaux dans le but d'étudier les effets de ces alcaloïdes et d'en établir le degré posologique, au-delà duquel un agent thérapeutique précieux devient un poison violent, destructeur de l'organisme.

La découverte de Jenner fut l'origine, le point de départ d'une autre série d'études, auxquelles Pasteur fournit un appoint considérable et dont le résultat fut d'établir les origines microbiennes d'un grand nombre de maladies, la théorie des virus atténués et des sérums prophylactiques.

Pas un médecin n'osa s'élever franchement contre l'alcaloïdothérapie, malgré la répugnance instinctive, l'opposition presque involontaire qui a tendance à se trahir, dès qu'il s'agit de renoncer à des habitudes anciennes, à une routine invétérée.

L'alcaloïdothérapie parut si rationnelle, son action si efficace et si prompte, qu'elle fut acceptée avec enthousiasme. Etant donnée cette facile acceptation, l'antipathie pour la méthode Dosimétrique devient incompréhensible de la part des allopathes alcaloïdothérapeutes, qui la considèrent comme une bâtarde et la critiquent, sans pouvoir lui opposer d'autre grief que d'utiliser d'une façon différente les mêmes éléments.

Au lieu de considérer la méthode Dosimétrique comme une rénovation de la médecine par le vitalisme Hippocratique, ils s'obstinent à la représenter comme un système étroit dont l'ambition est de remplacer tous les médicaments composés, par des principes simples, administrés uniformément sous forme de granules et de résumer en ce granule, le symbole de la réforme dosimétrique.

En réalité, si quelque chose est nouveau dans notre pharmacie, ce n'est point la nature des médicaments, ni leur mode de fabrication, mais la façon de les administrer.

Ce qui prouve la solidité des principes dosimétriques, c'est la précision avec laquelle cette méthode a été appliquée depuis de longues années, sans que, après une si longue expérimentation, le moindre changement y ait été apporté, ni aucune erreur relevée.

En Médecine-Vétérinaire, le principe de la Dosimétrie ne saurait recevoir une description différente de celle qui en a été donnée par les apôtres de la première heure, ou par nos confrères depuis longtemps pénétrés des idées du Maitre et affermis dans leur conviction autant que dans l'inamovibilité des principes qui l'ont établie.

Avec eux, nous dirons donc : la Dosimétrie repose sur une doctrine médicale ayant pour base le vitalisme Hippocratique et l'emploi, comme remède aux maladies, de substances chimiquement pures, en granules parfaitement dosés, permettant l'administration des alcaloïdes à doses réfractées, jusqu'à quantité relativement considérable, d'une manière absolument inoffensive.

Son grand avantage est de combattre les troubles fonctionnels avant que ceux-ci aient déterminé dans les organes, les modifications de structure qui constituent l'affection elle-même.

Elle a pour but de rétablir l'équilibre vital des fonctions, en mettant jusqu'à effet, dans un des plateaux de la balance physiologique, le médicament chargé de faire le contre-poids à l'autre plateau. Facile à suivre, sans fatigue, elle ne provoque chez le malade aucun dégoût.

La médication alcaloïdothérapique Dosimétrique n'est pas seulement préventive, mais encore curative, et les effets iatriques des granules alcaloïdiques ne sont pas moins remarquables dans beaucoup d'affections chroniques, que dans les maladies aiguës.

Toute affection présente une période initiale, furtive dans ses manifestations symptomatiques dans beaucoup de cas, mais assez nettement caractérisée en général, par un frisson, de l'abattement, le manque d'appétit, la soif, et une élévation de température, en un mot par l'ensemble des phénomènes fébriles caractéristiques d'une réaction physiologique.

Profitant de cette période où la maladie, étant générale, n'a pas jeté son dévolu sur un organe particulier, et ne se manifeste que par des troubles fonctionnels, sans attaquer la trame organique elle-même ; étant donné d'autre part, que les désordres observés sont sous la dépendance de la fièvre et que c'est cette fièvre qu'il importe surtout de combattre, le médecin dosimètre, au lieu de rester dans l'expectative, oppose immédiatement à cet état l'action défervescente jugulatrice de la triade dosimétrique.

Cette *triade* ou *trinité* dosimétrique, se compose de : l'*aconitine*, la *digitaline*, et la *strychnine*.

Avec M. le D^r Le Grix, nous insistons sur le libellé de ce trio alcaloïdique, en raison de la tendance manifeste de certains dosimètres à en transformer la composition par la substitution de la *cératrine* à la *digitaline* et de la *brucine* à la *strychnine*.

Par l'administration de la triade, les manifestations initiales sont entravées, l'évolution des symptômes nettement arrêtée, de sorte que le résultat obtenu est une réelle jugulation.

Ce mot de jugulation, ne préjuge pas la nature de la fièvre; ce n'est pas parce que la fièvre est la cause de la maladie, que les défervescents en les jugulant, jugulent la maladie, mais cela prouve simplement, que les défervescents ont une action particulière qui se manifeste par la chute de la fièvre et par la disparition de la maladie dont la fièvre est un symptôme constant.

Cette jugulation au moyen de la triade dosimétrique est un des avantages précieux de notre méthode. Guérir avec le temps n'est plus de mode, car en médecine vétérinaire surtout, le temps c'est de l'argent; les animaux constituent un capital plus ou moins important qui se trouve en danger; il faut absolument guérir ou envoyer à l'équarrisseur; voilà pourquoi nous ne saurions trop répéter que c'est de la vitesse dans l'intervention thérapeutique et dans l'action médicamenteuse, que dépendent ou la conservation de la santé, la vie, ou les infirmités, les tares indélébiles et enfin la mort.

Il est à remarquer que les alcaloïdes de la triade, administrés isolément, ont un effet bien moins prononcé que s'ils sont donnés simultanément à de courts intervalles. Pour préciser l'action propre à chacun d'eux, nous disons :

1° L'*aconitine* augmente la sécrétion urinaire, produit une action dépressive sur l'activité du cœur et des gros vaisseaux en amenant, de ce fait, le ralentissement du pouls. Elle ralentit également la respiration, détermine une légère dilatation de la pupille et une grande somnolence.

2° La *digitaline* augmente l'énergie du cœur en même temps qu'elle modifie le nombre de ses battements. Elle ralentit les mouvements respiratoires et détermine un notable abaissement de la température.

3° La *strychnine* produit de la salivation, excite la muqueuse stomacale, augmente l'appétit, accélère la digestion, stimule le système nerveux, augmente la sensibilité générale et l'impressionnabilité des organes des sens. Par la constriction qu'elle provoque, des vaisseaux de petit calibre, elle élève la tension artérielle et augmente l'énergie des contractions du cœur.

Cet exposé des effets alcaloïdiques de la triade dosimétrique, bien que succinct suffit à fixer l'esprit et ancrer une conviction profonde sur l'effet prodigieux que le médecin est en droit d'espérer de son emploi.

Les Dosimètres ont comme reconstituants : la *quassine*, la *caféine*, le *ferrocyanate de quinine*, l'*arséniate de fer*, l'*acide arsénieux*, l'*arséniate de potasse*, *de soude*, etc.

Ils combattent l'élément douleur par : la *cocaïne* (chlorhydrate), la *morphine*, la *codéine*, la *narcéïne*, la *cicutine*, l'*hyosciamine*, la *vératrine*, le *camphre monobromé*.

Les affections d'origine septicémique ou microbienne trouvent un traitement de la plus haute efficacité dans : l'*iodoforme* et surtout le *sulfure de calcium* ou *sulfhydral*, consacré par la consciencieuse expérimentation qu'en fit le docteur Fontaine, de Bar-sur-Seine, et après lui de nombreux médecins qui, tous, furent enthousiasmés des résultats obtenus et plus spécialement dans cette terrible affection des enfants que l'on nomme le croup C'est grâce au sulfhydral que de chères existences ont pu être conservées et même que des enfants sont restés indemnes, après une série d'administrations, à titre préventif, malgré leur cohabitation avec des diphtériques et l'infection des milieux.

La médication anti-microbienne et antiseptique par le sulfhydral et l'iodoforme se complète fréquemment par l'antiseptie intestinale obtenue au moyen du *salicylate de phénol*, du *naphtol*, du *benzo-naphtol* etc.

Les vermifuges sont: la *santonine*, la *kousséine* et la *pelletiérine*.

L'administration des granules dosimétriques par la voie digestive, n'exclut pas l'usage des injections hypodermiques ; les granules chimiquement purs de M. Charles Chanteaud ont le précieux avantage de pouvoir servir à la composition de ces injections, extemporanément.

De plus, des granules spéciaux, dit *granules solubles* en étuis de 25 chacun ont été spécialement préparés en vue de cette affection.

L'*ésérine* et la *pilocarpine* ont acquis, en vétérinaire, une notoriété si considérable, qu'il n'est pas, à proprement parler, de maladie viscérale qui ne soit soumise à l'action efficace de ces précieux alcaloïdes. L'*arécoline* employée de préférence à l'ésérine et à la pilocarpine, donne des résultats excellents, et peut s'administrer à moitié dose ; son prix de revient, de beaucoup inférieur à celui de la pilocarpine a certainement motivé en partie, la préférence qui lui est souvent accordée.

L'ésérine et la pilocarpine n'ont en médecine humaine qu'un emploi très limité, alors qu'il est journalier en médecine vétérinaire.

Les calculs, le volvulus, l'indigestion simple

ou par surcharge, l'indigestion intestinale, etc., doivent, dans la majorité des cas, leur guérison à l'emploi presque exclusif de ces deux alcaloïdes.

L'un la pilocarpine, par l'excitation, l'excès de fonctionnement qu'il produit sur le système glandulaire et l'hypersécrétion qui en résulte, détermine la diarrhée, la dissociation, la dilution des matières alimentaires accumulées dans le réservoir stomacal ou intestinal. L'autre, l'ésérine en provoquant les contractions des fibres musculaires du tube digestif, achève la dilution et détermine les mouvements péristaltiques de l'intestin nécessaires à l'évacuation excrémentitielle de laquelle dépend le fonctionnement intestinal, ou la cessation de la surcharge alimentaire.

La pilocarpine, par l'hypersécrétion qu'elle provoque à la surface des muqueuses, s'emploie dans les affections du système respiratoire ; bronchites, pneumonie, et pour faciliter la dilution des sécrétions bronchiques et leur rejet au dehors sous forme d'un jetage plus abondant et moins épais.

En dehors du *sulfhydral* dont nous avons fait précédemment l'éloge, nous devons encore à M. Charles Chanteaud, deux purgatifs d'une administration facile et dont l'efficacité remarquable, se ressent des soins qui président à leur préparation. Ces deux purgatifs sont le *Sedlitz* pour la médecine humaine et l'*hypagol* pour la médecine vétérinaire.

Tous deux ont la même base, le sulfate de magnésie parfaitement déshydraté et ne diffèrent que sur les points suivants : le *sedlitz* est rendu légèrement effervescent par l'addition d'une petite quantité d'acide tartrique et de bicarbonate de soude ; l'*hypagol* est additionné d'une partie, sur mille, d'acide salicylique qui lui confère une action aseptique.

Le résultat est une laxativité, un lavage intestinal, une purgation, que tous les Dosimètres sont unanimes à considérer comme très favorable, sinon indispensable, à l'efficacité complète du traitement dosimétrique, et qui, non seulement, facilite l'absorption des alcalaloïdes administrés postérieurement, mais constitue une dérivation du plus heureux effet, étant données les corrélations intimes qui existent entre le tube digestif et la majorité des systèmes organiques.

Le mauvais fonctionnement de cet appareil entraîne, assez souvent d'ailleurs, des troubles physiologiques, dont les manifestations symptomatiques sont d'une certaine importance, d'où la nécessité d'assurer la complète assimilation des agents thérapeutiques, de façon à obtenir le maximum d'effet.

Outre les alcaloïdes végétaux, la médecine dosimétrique se sert encore des produits minéraux, qu'elle emploie selon sa méthode de dosage mathématique, sans parler des bases, qui sont d'un grand secours dans les maladies chroniques, elle a recours aux corps simples. C'est ainsi que le *fer*, l'*iode*, l'*arsenic*, le *soufre*, le *manganèse*, les *phosphates*, les *hypophosphates*, font partie de son arsenal thérapeutique.

Nous nous en tiendrons à cette énumération des agents dosimétriques, malgré l'importance qu'elle doit avoir dans l'exposé de notre méthode et nous arrivons à spécifier que tout traitement dosimétrique est constitué par une *dominante* et une *variante*.

La *dominante* comprend les alcaloïdes destinés à combattre l'état pathologique, la *variante* attaque avec eux les manifestations collatérales dépendantes ou indépendantes de cet état pathologique.

Au cours de cet ouvrage, nous négligerons intentionnellement de spécifier, pour chaque affection, ces deux affectations particulières, pour ne pas compliquer l'application de notre méthode et trop fixer peut-être, dans l'esprit du vétérinaire expérimentateur, une distinction qui, par la suite, c'est-à-dire après initiation complète, perd de sa valeur.

GRANULES DOSIMÉTRIQUES

Si nous consacrons un article spécial aux granules dosimétriques, c'est que nous tenons à attirer l'attention des vétérinaires dosimètres et plus spécialement des adeptes qui cherchent une conviction dans les résultats obtenus par l'expérimentation, sur l'importance qu'il y a de n'utiliser que des préparations parfaites, dans lesquelles les alcaloïdes existent avec le maximum de pureté et sont, dans chacun d'eux, répartis avec une précision presque mathématique.

Pour obtenir satisfaction en ce sens, c'est aux granules Charles Chanteaud qu'il faut exclusivement avoir recours. C'est à eux que, non seulement va notre faveur, mais aussi celle de la majorité des dosimètres.

Des granules ont été préparés avec un dosage spécial pour l'usage du cheval; leur liste comprend la série des alcaloïdes ci-après : *Aconitine, Atropine* (sulfate), *Calcium* (sulfure), *Camphre monobromé, Cicutine* (chlorhydrate), *Digitaline, Esérine* (sulfate), *Fer* (arséniate), *Hyosciamine,*

Iodoforme, Morphine (chlorhydrate), *Pilocar-pine, Quassine, Quinine* (arséniate), *Quinine* (salicylate), *Scillitine, Strychnine* (arséniate), *Sulfhydral, Vératine.*

Le dosage des granules utilisés en médecine humaine, convenant parfaitement aux animaux de l'espèce canine, c'est à eux que l'on aura recours chaque fois qu'ils seront préconisés.

GRANULES COMPOSÉS

Notre ami le docteur Toussaint, dans son intéressant petit volume, la *Thérapeutique simpliste*,
cite, au sujet des granules composés ou associations alcaloïdiques, l'appréciation de notre confrère Viaud, vétérinaire militaire, et que voici.

« Nous savons ce que l'alcaloïdothérapie appliquée dosimétriquement a rendu des services dans
les deux médecines ; actuellement, cette thérapeutique rationnelle, s'inspirant des lois de la
vie, est encore la seule qui soit mathématique-
ment exacte. Cependant, dans le but de la rendre
plus simpliste, plus accessible, sans initiation
préalable aux praticiens des deux médecines, le
fondateur de la pharmacie dosimétrique, vient
de préparer un certain nombre d'associations
alcaloïdiques ou *granules composés*.

Ceux-ci répondent à des indications générales
précises ; ils ne cessent donc pas d'être rationnels. Les alcaloïdes généralement employés
ensemble, comme la trinité anti fébrile, par

2

exemple, *aconitine, digitaline, strychnine*, ont été réunis dans le même granule ; de sorte qu'il suffit de laisser entre les mains des personnes préposées aux soins à donner aux fiévreux, un seul tube de granules au lieu d'une série pouvant entraîner des erreurs et des complications dans le service.

Grâce à un procédé spécial de fabrication, les médicaments, ainsi associés, ne réagissent pas les uns sur les autres ; il n'y a pas de combinaisons chimiques nouvelles à craindre ; encore moins d'action cataleptique à redouter. Au contraire, l'association médicamenteuse a des avantages appréciables ; elle constitue un groupe *sympathique* d'alcaloïdes agissant dans le même sens, ou développant à son maximum d'intensité une *action thérapeutique cherchée*.

Dans la plupart des cas, il n'est pas inutile de totaliser les effets des substances actives habituellement employées à combattre les mêmes maladies. Il arrive aussi que plusieurs principes associés ont une action très différente de l'action *sui generis* de chacun des principes constituant l'association : n'est-ce pas le cas, en ce qui concerne l'opium, l'extrait de thébaïque et la morphine ? L'opium a de tout autres propriétés que l'extrait de thébaïque, la morphine et les produits complexes qui le composent.

Ce n'est pas sans tâtonnement, sans expériences nombreuses que les médecins Dosimètres de la première heure sont arrivés à mettre en évidence les propriétés nouvelles des alcaloïdes associés.

Cette question des associations alcaloïdiques est peut-être la partie la plus interessante de l'alcaloïdothérapie dosimétrique ; c'est elle qui réserve le plus de surprises aux expérimentateurs qui voudront bien exercer leur intuition dosimétrique, c'est encore elle qui rendra plus attrayante notre thérapeutique et aura raison des derniers allopathes.

NOTA. — Il n'est pas établi de granules composés pour la médecine des grands animaux.

Granules Composés

Granules déferves

COMPOSITION	ACTION
Arséniate de strychnine, 1/2 milligr. **Digitaline amorphe,** 1 milligr. **Aconitine amorphe,** 1¢ milligr.	Régularisent les mouvements du cœur et la pression sanguine, décongestionnent les viscères et abaissent la température du corps.

Granules fébrifuges

COMPOSITION	ACTION
Sulfate de quinine, 0,05 centigr. **Ars. de strychnine,** 2 mil. **Caféïne,** 1 milligr.	Détruisent la périodicité des accès; s'opposent au retour de la fièvre et relèvent la vitalité.

Granules antistru

COMPOSITION	ACTION
Iodoforme, 1 milligr. **Phosphate de fer,** 1 centigr. **Quassine,** 1 milligr.	S'opposent à la pullulation des microorganismes pathogènes, augmentent la crase sanguine, fortifient le squelette et activent les fonctions gastriques.

cents antifébriles	**Association** Nᵒ **I**
APPLICATION	DOSES
Comme dominante dans les fièvres et dans toutes les maladies fébriles quand la température dépasse 38 degrés ; dans tous les états congestifs.	Un granule toutes les 1/2 heures.

antipériodiques	**Association** Nᵒ **II**
Comme dominante dans les fièvres paludéennes, la surra, le typhus, etc., unis au **Sulfhydral** et à l'**Iodoforme**.	Un granule toutes les 1/2 heures.

meux reconstituants	**Association** Nᵒ **IV**
Maladies du jeune âge, gourme, rachitisme, anémie.	Trois à six par jour suivant l'âge et la taille.

Granules anti

COMPOSITION	ACTION
Ars. de strychnine, 1/2 mil. **Hélénine** 1 centigr. **Tannin,** 1 centigr.	Arrêtent la déchéance vitale, détruisent le virus tuberculeux et modifient la sécrétion bronchique.

Granules contre

COMPOSITION	ACTION
Bromhydrate de cicutine, 1/2 milli. **Hyosciamine,** 1/4 de milli. **Camphre monobromé,** 1 centi.	S'opposent à toute manifestation pénible du système nerveux.

Granules contre les

COMPOSITION	ACTION
Ars. de strychnine, 1/2 mil. **Hyosciamine,** 1/4 milli. **Chlorhydrate de morphine,** 1 milli.	Rétablissement de l'équilibre physiologique détruit par les spasmes (contractures, relâchement des sphincters), facilitent l'accouchement.

| tuberculeux | **Association N° V** |

APPLICATION	DOSES
Tuberculose chez le chien.	4 à 8 granules en 24 h.

| l'état nerveux | **Association N° VII** |

| Crampes, coliques, tranchées, vomissements incoercibles. | Un granule tous les 1/4 d'heures pendant la crise. Diminuer progressivement. |

| spasmes douloureux | **Association N° IX** |

| Spasmes de l'utérus, de la vessie, contractions de la matrice. | Un granule tous les 1/4 d'heures jusqu'à effet. |

COMPOSITION	ACTION
Sulfhydral, 0,01. **Sel de Grégory**, 0,001. **Camphre mono - bromé**, 0,01.	Calment l'irritation du larynx et de la gorge, apaisent les spasmes.
Ars. de strychnine, 1/2 mil. **Quassine amorphe**, 5 milli. **Papaïne pure**, 0,02 centi.	Excitent l'appétit, facilitent la digestion, régularisent la défécation.
Ars. de strychnine, 1/2 mil. **Digitaline**, 1 milli. **Ars. de fer**, 1/2 milli.	Excitent et régularisent les battements du cœur, augmentent la crase sanguine et tonifient l'organisme.

Granules contre

Granules stimu-

Granules contre les

la toux nerveuse	Association № **XI**
APPLICATION	DOSES
Angines, trachéïtes, bronchites, etc.	Un granule toutes les 1/2 heures.

lants digestifs	Association № **XII**
Dans les digestions difficiles, fermentations anormales, dyspepsies, gastrites, gastro-entérites.	Un à deux granules avant chaque repas.

affections du cœur	Association № **XIII**
Dans les endocardites, myocardites, l'arythmie, l'asystolie, l'albuminurie, l'anasarque.	Un granulé toutes les 4 h., 3 h. ou 2 h., suivant le cas, suivant la force des palpitations ou la faiblesse du pouls.

Granules contre le

COMPOSITION	ACTION
Iodoforme, 1 milli. **Codéine**, 5 milli. **Emétine**, 1/2 milli.	Amènent un état nauséeux qui favorise le jetage, en même temps que la toux est calmée et les bronches désinfectées.

Granules contre l'em

Ars. de strychnine, 1/2 milli. **Hyosciamine**, 1/4 milli. **Lobéline**, 1/2 milli.	Font cesser le spasme respiratoire et facilitent la respiration.

Granules diurétiques

Ars. de strychnine, 1/2 milli. **Bromhydrate de cicutine**, 1/2 milli. **Hyosciamine**, 1/4 milli. **Digitaline**, 1/2 milli.	Calment le ténesme et les douleurs lancinantes, détruisent le spasme du col de la vessie et excitent la sécrétion urinaire.

catarrhe des bronches	Association Nᵒ **XIV**

APPLICATION	DOSES
Toutes les fois que les bronches emflammées sont obstruées par du mucus.	Deux ou trois le matin à jeun. Un granule d'heure en heure, quatre doses dans la soirée.

physème pulmonaire	Association Nᵒ **XVI**

| Emphysème pulmonaire, asthme cardiaque, catarrhe bronchique suffoquant. | Un granule tous les 1/4 d'heure à l'état aigu.
4 granules par jour dans les autres cas. |

et antispasmodiques	Association Nᵒ **XVIII**

| Rétention d'urine, dysurie, cystite aiguë. | Un granule toutes les 1/2 heures dans les cas aigus.
3 ou 4 par jour dans les affections chroniques des voies urinaires. |

Granules an

COMPOSITION	ACTION
Arséniate de strychnine, 1/2 milli. **Vératrine**, 1/2 milli. **Acide Arsénieux**, 1/2 milli.	Calment les poussées à la peau en même temps qu'ils tonifient l'organisme.

Granules contre

COMPOSITION	ACTION
Cotoïne, 1 milli. **Sel de Grégory**, 1 milli. **Salicyl. de Bismuth**, 1 centi.	Modèrent les flux intestinaux, les douleurs abdominales et désinfectent le canal digestif.

Granules contre

COMPOSITION	ACTION
Ars. de fer, 1 milli. **Quassine**, 2 milli. **Bromhydrate de quinine**, 1 centi.	Augmentent la crase sanguine, régularisent la défécation, s'opposent aux poussées fébriles périodiques.

tîherpét lques	Association N• **XX**
APPLICATION	DOSES
Dominante dans eczéma, herpès, démangeaisons, Prurit-Prurigo. *Variante*, **Hypagol**.	Un granule toutes les heures dans les cas aigus, ensuite toutes les 2 à 3 heures.

la diarrhée	Association N° **XXI**
Dominante dans la diarrhée, la dysenterie, l'entérite aiguë, etc.	Un granule 4 à 8 fois par jour.

l'anémie	Association N• **XXII**
Anémie, chlorose, convalescence de la maladie du jeune âge.	4 à 8 granules par jour.

Granules contre les

COMPOSITION	ACTION
Podophyllin, 0,02. **Quassine**, 0,02. **Ars. de strychnine**, 1/2 milli.	Entretiennent la liberté du ventre, facilitent l'écoulement de la bile et soutiennent la vitalité.

maladies du foie — **Association Nº XXIII**

APPLICATION	DOSES
Congestions du foie, cirrhose, ascite, ictère grave.	2 à 6 granules par 24 heures.

MODE D'ADMINISTRATION DES GRANULES

Alors que la potion allopathique devient intolérable par son excès de volume, par la quantité à absorber et son goût désagréable, le granule facilement dissimulé dans un peu de viande, de foie, de fromage ou toute autre substance alimentaire, que la gourmandise du chien lui fait accepter facilement, d'ailleurs enrobé dans une certaine quantité de sucre de lait, est entraîné par la déglutition sans même avoir le temps d'impressionner le sens du goût.

Chez le cheval, il suffit de charger l'extrémité d'une spatule, ad hoc, d'une certaine quantité de miel, dans la masse duquel sont placés les granules à administrer, et de porter le tout aussi profondément que possible dans la bouche, en étendant cette substance sur les dents et la base de la langue, de façon à éviter toute déperdition ou rejet de substance active ; il est même quelquefois utile de présenter au cheval une faible quantité de liquide qui achève de dissoudre ou active la dissolution des granules séjournant dans un retrait quelconque de la cavité buccale.

Il n'est d'ailleurs pas nécessaire de se préoccuper outre mesure de l'absorption alcaloïdique, car la solubilité des granules Charles Chanteaud est si rapide qu'il suffit de quelques minutes pour que cette dissolution soit effectuée par l'hypersécrétion salivaire.

Les administrations alcaloïdiques effectuées selon la méthode dosimétrique sont, il est vrai, quelque peu suggestives, mais l'assujettissement qu'elles entraînent est compensé par l'absence à peu près complète de toute résistance de la part du sujet, résistance qui devient souvent dangereuse chez les grands animaux.

S'il arrivait que l'absorption des granules par les voies digestives ne puisse être obtenue, on aurait recours à des injections hypodermiques des mêmes substances ou à des injections intraveineuses.

Il importe en Dosimétrie de faire des administrations médicamenteuses à des heures rigoureusement exactes, à des intervalles rigoureusement égaux ; agir ainsi, est s'assurer le maximum de chances de succès.

Les voies digestives seront d'autant plus favorables aux assimilations alcaloïdiques qu'elles y auront été préalablement préparées par un laxatif.

En Vétérinaire c'est l'*Hypagol,* que M. Charles Chanteaud a préparé dans les conditions particulières que nous relatons dans le chapitre réservé à l'étude pharmacologique ; nous le recommandons à nos confrères d'une façon toute spéciale, non seulement en raison de la laxativité qu'il détermine avec sûreté, mais aussi pour son action antiseptique et désinfectante.

Pharmacologie Dosimétrique

Le vétérinaire dosimètre ne doit pas se faire l'esclave des associations alcaloïdiques dont nous avons donné la description ci-devant.

Les granules composés auront toutefois l'avantage de faciliter les premiers essais d'administration des granules en simplifiant cette dernière.

D'ailleurs, il en est de la thérapeutique dosimétrique, comme de la thérapeutique allopathique ; chaque médecin, après une initiation complète, et quelques années d'expérience, fixe sa préférence sur ceux des agents médicamenteux employés, qui ont semblé lui donner les meilleurs résultats et une assurance de succès.

Les enseignements fournis par l'expérience des anciens dosimètres et la lecture de l'étude suivante, satisferont à sa complète édification.

Acide tannique

Granulé à 1 centigramme pour le cheval et le chien.

Extrait de la noix de Galle, par Pelouze ; c'est une substance solide, d'un blanc jaunâtre, en écailles ou en masses boursoufflées, d'une saveur forte, astringente, très soluble dans l'eau et dans l'alcool et assez dans la glycérine ; sa solution précipite les sels métalliques et les alcaloïdes.

Effets physiologiques. — Il produit sur la langue une certaine sécheresse, mais il ne précipite pas la pepsine, et les peptones de l'estomac ; grâce à l'action de l'acide chlorhydrique, il ne détermine donc pas de troubles digestifs. C'est un puissant astringent, s'éliminant par les urines sous forme d'acide gallique et aussi avec les fèces quand on le donne à hautes doses (tannates et gallates d'albumine).

Indications thérapeutiques. — Il est surtout employé en vétérinaire, dans le relâchement, l'atonie de la muqueuse intestinale et l'hypersécrétion de toutes les muqueuses. On l'administre dans la diarrhée, la dysenterie, la vaginite, l'uréthrite, la balanite ; sur les plaies comme absorbant et antiputride.

Posologie. — *Cheval*, 2 à 4 granules ensemble jusqu'à 40 dans les 24 heures. — *Chien*, de 5 à 20 granules suivant la taille.

L'acide tannique ne doit pas être administré avec les sels de fer, d'antimoine, les acides minéraux, les alcalis, avec lesquels il est incompatible.

Aconitine

Granulée au 1/2 centigramme pour le cheval
et au 1/2 milligramme pour le chien.

Principe actif de l'aconit napel.

Substance blanche, grenue, âcre, très amère, très soluble dans l'alcool et le chloroforme ; peu soluble dans l'eau et l'éther, forme avec les acides des sels solubles dans l'eau.

Le granule constitué par l'**aconitine amorphe** incorporée au sucre du lait, est assez soluble dans l'eau et facilement absorbable.

Effets physiologiques. — Sédatif puissant des centres vaso-moteurs, l'**aconitine** produit d'abord une accélération du pouls, qui devient ensuite plus rare et plus faible, et une diminution de la tension artérielle par suite du ralentissement des mouvements du cœur et de la dilatation des vaisseaux périphériques.

A dose faible, cet alcaloïde produit du ptyalisme, de la diaphorèse et de la diurèse, ainsi qu'une augmentation de la sécrétion des larmes et du mucus nasal; il diminue en même temps la fréquence des mouvements respiratoires, qui acquièrent plus d'amplitude. Si la dose constate une légère modification du rythme respiratoire consistant, en une pause plus ou moins longue, se faisant toujours en expiration, pause précédée et suivie de deux ou trois respirations régulières.

L'aconitine abaisse la température, rectase et augmente la température cutanée. Son élimination a lieu principalement par les reins.

Indications thérapeutiques. —C'est un antipyrétique puissant, employé surtout dans les affections du système respiratoire : la gourme, la courbature générale avec fièvre, la congestion de la moelle épinière et en général dans toutes les maladies fébriles.

Dans ce dernier cas, elle est presque toujours associée à la **digitaline**, qui agit spécialement sur le pouls et les mouvements du cœur : à la **vératrine**, lorsque l'élément rhumatismal vient compliquer une affection aiguë comme la pneumonie infectieuse, par exemple; enfin, à la **strychnine**, qui agit sur le système nerveux souvent déprimé, et augmente singulièrement la puissance d'action des médicaments auxquels elle est adjointe.

Posologie. — *Cheval*, 2 granules toutes les 1/2 heures jusqu'à concurrence de 20 granules. — *Chien*, même quantité et même administration.

Disons immédiatement qu'il n'y a pas en dosimétrie de dose déterminée. Les administrations se font plus ou moins rapprochées ou éloignées suivant l'intensité des phénomènes ou leur atténuation.

Arséniate d'antimoine

*Granulé, cheval 0,05 centigrammes,
chien au milligramme*

Ce composé, combinaison bien définie de l'arsenic et
de l'antimoine est un précipité blanc, assez soluble dans
l'eau. Il est mieux toléré dans l'estomac que les autres
sels d'arsenic, se combine très bien avec l'alimentation.
C'est un excellent modificateur du sang auquel il rend son
activité pour l'oxygène, et par suite sa rutilance, d'où
son emploi dans les dyscrasies, les anémies, etc. Les
propriétés les plus importantes sont d'activer les fonctions de la peau et surtout d'être un expectorant de
premier ordre, d'autant plus précieux que, contrairement aux autres préparations antimoniales, qui sont contro-stimulantes, il est lui, reconstituant et antidyscra-
sique, comme les arsénicaux en général.

INDICATIONS THÉRAPEUTIQUES. — On l'emploie avec
avantage contre le rhumatisme articulaire ou musculaire, et comme puissant modificateur des muqueuses,
dans la bronchite, la bronchite chronique ou catarrhe
bronchique, surtout quand ces affections sont accompagnées de faiblesse musculaire, de maigreur, de consomption, comme dans la gourme, la maladie des
chiens; dans ce dernier cas, il peut être associé au
sulfure de calcium et à l'**iodoforme**.

POSOLOGIE. — 4 à 8 granules par jour.
Dans les cas d'intolérance, suspendre momentanément l'usage de ce médicament.

Arséniate de fer

*Granulé à 8 centigrammes pour le cheval
et 1 milligramme pour le chien.*

Sel obtenu par la double décomposition d'un **arséniate alcalin** et du **protosulfate de fer** ; blanc, mais

se colorant rapidement à l'air en devenant vert sale ; soluble dans l'eau.

Effets physiologiques. — Cette substance qui a l'avantage sur presque toutes les autres substances ferrugineuses, d'être soluble, produit une excitation légère de la muqueuse intestinale et gastrique, se traduisant par une augmentation de l'appétit.

Indications thérapeutiques. — Jouissant de la double propriété de l'arsenic et des ferrugineux, c'est le reconstituant par excellence du sang et par conséquent de la fibre musculaire. On l'associe dans différents cas à la **strychnine** et à la **quassine** pour stimuler la vitalité des fonctions digestives.

Posologie. — *Cheval,* 10 à 20 granules. — *Chien,* 1 à 10 suivant la taille.

Arséniate de soude

Même granulation que l'arséniate de fer.

Produit de la combinaison de l'acide arsénieux avec l'azotate de soude et formant la base de la liqueur de Pearson.

Ce sel cristallisé en hexagones irréguliers, brillants, très hygrométriques et très solubles dans l'eau.

Effets physiologiques. — Ce sont les effets de l'acide arsénieux et de ses composés : antiputrides, arrêtant la pullulation des parasites et des germes figurés ; ils diminuent l'exhalation de l'acide carbonique, abaissent la température en modérant les combustions organiques ; ralentissent le pouls, tout en fortifiant les mouvements du cœur, facilitent la respiration, tonifient l'organisme en général et augmentent l'embonpoint. Ils s'éliminent par les urines et par la peau.

Indications thérapeutiques. — **L'arséniate de soude** est un médicament héroïque dans l'emphysème pulmonaire du cheval et du chien ; la bronchite, la pneumonie chronique, l'anorexie, l'épuisement, les affections cutanées anciennes ou récentes.

POSOLOGIE. — *Cheval,* 10 à 20 granules. — *Chien,* 10 à 15 suivant la taille.

Atropine (Sulfate d')

Granulé au milligramme cheval, et chien
1/4 de milligramme.

L'**atropine**, principe actif de la belladone est un corps solide, en cristaux blancs et prismatiques, sans odeur, d'une saveur amère et nauséeuse, peu soluble dans l'alcool et l'éther et solubles dans l'eau, dont le plus employé en médecine est le **sulfate**.

EFFETS PHYSIOLOGIQUES. — Absorbée, l'**atropine** diminue ou tarit les sécrétions : salivaire, gastrique et intestinale, en paralysant les extrémités intraglandulaires des nerfs sécréteurs. A faible dose, elle produit d'abord une accélération des mouvements du cœur, lesquels deviennent moins énergiques, en même temps que le pouls devient petit et faible.

Sous son influence, les muqueuses se congestionnent, la respiration s'accélère, les mouvements péristaltiques gastro-intestinaux s'arrêtent, les sphincters se dilatent plus facilement. Des doses faibles produisent de l'excitation et une augmentation de la sensibilité générale. Des doses fortes, produisent de l'agitation d'abord, puis de la somnolence ; les chevaux poussent au mur, comme s'ils étaient atteints de vertige et paraissent, au réveil, frappés d'immobilité.

A faible dose, la température rectale s'élève considérablement, tandis que les doses fortes produisent une élévation, puis une diminution pouvant aller jusqu'à 3 degrés. L'**atropine** s'élimine par les reins.

ANTIDOTES. — Suivant M. Kaufmann, ce sont : l'**ésérine** et la **pilocarpine**, dont les effets sont exactement inverses. Du reste, administrée dosimétriquement, l'**atropine** ne produit jamais d'empoisonnement, non plus que la sécheresse de la gorge et la sensation de contraction pénible particulière à la belladone.

INDICATIONS THÉRAPEUTIQUES. — Le **sulfate d'atropine** est surtout employé en instillations, dans le traitement des yeux ; pour faciliter l'examen du fond de l'œil en raison de la dilatation pupillaire qu'elle provoque. Pour le même motif, elle est opposée aux spasmes : utérins, de la vessie, etc. Elle calme la douleur et diminue les hypersécrétions.

POSOLOGIE. — Instillations 1 à 2 grammes pour 0/0. *Cheval,* 10 à 20 granules. — *Chien,* 1 à 5 granules.

Diminuer cette quantité si l'**atropine** est donnée avec la **morphine** et l'**hyosciamine**.

Brucine

Cheval, 1/2 centigramme, chien, 1/2 milligramme.

La **brucine**, principe actif de la noix vomique comme la **strychnine**, est blanche, cristallisée en prismes ou lamelles, inodore, âcre et amère, très soluble dans l'eau ; elle peut former des sels solubles et cristallisables, comme le **chlorhydrate** par exemple.

EFFETS PHYSIOLOGIQUES. — Ce sont ceux de la **strychnine**, mais beaucoup moins accusés.

INDICATIONS THÉRAPEUTIQUES (Voir *Strychnine*).

POSOLOGIE. — *Cheval,* de 20 à 40 par vingt-quatre heures. — *Chien,* pas plus de 5 à 10 par vingt-quatre heures.

Caféine

Cheval et chien au milligramme.

Principe actif du café, la **caféine** est en cristaux blancs, à aiguilles très fines, inodore, d'une saveur amère, peu soluble dans l'eau froide et l'alcool, très soluble dans l'eau chaude.

Effets physiologiques. — A doses modérées, elle augmente sensiblement l'activité cérébrale et la tension vasculaire ; à plus fortes doses, elle produit l'exagération de la sensibilité, qui peut aller jusqu'à la convulsion tétanique, surexcite l'activité vitale et augmente les sécrétions, etc. C'est un tonique général, un tonique du cœur et un diurétique.

Indications thérapeutiques. — Le café et la **caféine** sont indiqués dans toutes les maladies qui amènent la dépression des forces, un état comateux, un affaiblissement des fonctions cardiaques. On la donne comme diurétique et antihydropique.

Chez le cheval, on emploie de préférence la méthode d'injections sous-hypodermiques.

Doses. — *Chien*, 2 à 5 granules ensemble toutes les heures, jusqu'à concurrence de 30 à 40 granules par vingt-quatre heures.

Camphre monobromé

Cheval et chien, 2 centigrammes.

Obtenu par l'action réciproque du camphre et du brome dans des tubes scellés à une température de 100 degrés, ce corps solide en cristaux transparents dégageant une odeur de camphre, presque insoluble dans l'eau, soluble dans l'alcool et l'éther, contient un tiers de brome.

Effets physiologiques. — Il modifie l'état des centres nerveux, surtout lorsque les réflexes produisent des manifestations morbides exagérées et possède, de ce fait, une action sédative très marquée, caractérisée par un abaissement de la température, une diminution des battements du cœur, de l'hypnotisme, etc. Il exerce sur les organes génitaux dont il est un sédatif puissant, une action élective ; à doses fortes, il provoquerait des accès convulsifs analogues à ceux produits par la **strychnine.**

Indications thérapeutiques. — Le **camphre mono-bromé** est indiqué dans toutes les affections des organes génito-urinaires, d'origine fonctionnelle organique ou médicamenteuse ; satyriasis, nymphomanie, chaleurs persistantes, urétrite, néphrite, cystite et contre l'état nerveux, chorée, épilepsie, tétanos, névroses en général.

Il est souvent associé au **valérianate de zinc** ou de **quinine**, au **chlorhydrate de morphine** ou de **cocaïne**.

Posologie. — *Cheval,* 40 à 50 granules par vingt-quatre heures. — *Chien,* 10 à 15 granules par vingt-quatre heures, suivant l'intensité des phénomènes et la durée de l'administration.

Digitaline

*Granulée au 1/2 centigramme pour le cheval,
au milligramme pour le chien.*

Il ne sera question ici, que de la **digitaline amorphe**, la seule employée pour les préparations dosimétriques. Ce glycoside, isolé par Hornolle et Quevenne, est une substance solide, blanchâtre, sans odeur, très amère, insoluble dans l'eau, très soluble dans l'alcool (1/25) et dans le chloroforme beaucoup plus encore. Les granules dosimétriques sont assez solubles dans l'eau froide et surtout dans l'eau à 50° ou bouillante.

Effets physiologiques. — A doses faibles : ralentissement des battements du cœur, puis retour insensible à état normal ; à doses moyennes ralentissement d'abord, puis accélération et retour à l'état normal.

A fortes doses : ralentissement passager, puis accélération de longue durée et retour très lent à l'état physiologique. A doses très fortes, accélération immédiate intense, puis ralentissement, arythmie et mort. La **digitaline** augmente l'énergie du cœur en même temps qu'elle modifie le nombre de ses battements. M. Kaufmann a constaté que pendant son action il y a toujours augmentation de pression intracardiaque systolique. C'est donc un puissant tonique du cœur, produisant, en outre, de fréquentes modifications dans le rythme des battements, consistant en intermittences assez régulièrement espacées, intermittences que nous avons assez fréquemment remarquées nous-mêmes, chez les animaux sains ou malades et qui n'offrent jamais de danger avec la méthode dosimétrique, car elles disparaissent presque immédiatement, lorsque l'administration des granules est suspendue, ou même simplement diminuée ou espacée.

La **digitaline** augmente la tension artérielle et modifie le pouls comme le cœur; le pouls présente également des intermittences et de l'arythmie, dans les mêmes circonstances. Les modifications importantes produites dans la circulation, sont dues à l'action de cet alcaloïde sur le système modérateur cardiaque; l'augmentation artérielle, la tension, est due au rétrécissement des petits vaisseaux qui opposent un obstacle à l'écoulement du sang à la périphérie. La constriction vasculaire périphérique est due à l'excitation centrale et périphérique des vaso-moteurs (Kauffmann).

A faible dose, la **digitaline** produit un abaissement marqué de la température. Elle n'est pas diurétique sur les animaux sains, mais dans les cas d'hydropisie par exemple, elle provoque la diurèse en augmentant la pression sanguine.

Indications thérapeutiques. — Elle est indiquée quand il y a irrégularité fréquente et tumulte des contractions cardiaques, ou palpitations désordonnées ; toutes les fois que, dans une affection cardiaque, l'artère est petite, molle, qu'il y a anurie, anémie et tendance à l'hydropisie. Comme puissant antifébrile, elle fait partie de la triade défervescente employée dans toutes les maladies caractérisées par une élévation de température, une accélération du pouls et de la respiration. Comme diurétique, dans toutes les maladies dépendant d'une affection cardiaque. *Elle est contre-indiquée,* quand la pulsation cardiaque est forte et vigoureuse, quand l'artère est dure et pleine, quand le pouls est fort, concentré, vibrant ; quand il y a congestion des muqueuses et une accélération marquée de la respiration.

Elle est indiquée comme diurétique : dans l'*anasarque,* l'*hydrothorax,* l'*hydropéricarde,* l'*ascite* surtout quand ces affections dépendent d'une lésion cardiaque. Son action vaso-constrictive permet de l'utiliser avec succès dans la *métrorrhagie,* l'*hémoptysie* et dans l'*épilepsie* comme modificateur de la circulation des centres.

Posologie. — 10 à 20 granules par jour pour le *cheval,* 2 à 4 granules pour le *chien* de petite taille, 5 à 10 pour le gros.

Emétine

Cheval 0,05 centigrammes, chien 1 milligramme.

Principe actif de la racine du Cephelis ipeacacuanha, cet alcali végétal se présente sous forme de poudre blanchâtre, sans odeur, d'une saveur amère et désagréable, assez soluble dans l'eau froide, davantage dans l'eau bouillante et très soluble dans l'alcool : suivant certains auteurs, l'**émétine** est susceptible de se combiner avec des acides, mais des travaux effectués dans ces derniers temps, paraissent démontrer qu'elle est incapable de former des sels bien définis.

Le granule dosimétrique est préparé avec l'**émétine** pure.

Effets physiologiques. — A l'intérieur et à dose modérée, elle augmente la sécrétion de la salive ainsi que celle des mucus bronchiques et gastriques.

A dose moyenne, elle amène des vomissements, par suite d'une action stimulante locale sur les nerfs de l'estomac ; c'est pourquoi cet alcaloïde ne possède ni la violence, ni les propriétés contro-stimulantes de l'**émétique** ou tartre stibié et de l'**apomorphine** dont l'action se porte sur les centres nerveux.

3

Elle convient surtout aux jeunes sujets. A dose moyenne ou forte, l'**émétique** produit la diaphorèse assez rapide et assez abondante ; elle provoque ou augmente la sécrétion biliaire.

En injections hypodermiques, elle amène le vomissement par son action certaine sur l'estomac, mais plus tardivement que lorsqu'elle est administrée par la bouche.

INDICATIONS THÉRAPEUTIQUES. — Comme évacuant mécanique, comme fluidifiant et comme modificateur des muqueuses, l'**émétine** est indiquée dans certaines inflammations catarrhales des voies respiratoires, concurremment avec le **sulfhydral**, l'**iodoforme** et l'**arséniate d'antimoine**. Elle est indiquée dans les cas d'empoisonnement ; il faut, cela se conçoit, l'administrer jusqu'à l'obtension du vomissement.

POSOLOGIE. — *Cheval*, 10 à 20 granules. — *Chien*, 4 à 5 par jour.

Ergotine

Granulée au centigramme.

L'**ergotine** est un des principes actifs de l'ergot de seigle : c'est une substance amorphe, d'un **rouge brun**, soluble dans l'eau et d'une odeur rappelant celle de la calabre.

EFFETS PHYSIOLOGIQUES. — L'**ergotine** produit la sédation des centres circulatoires et une action très prononcée sur les centres nerveux ; cet action a été très bien résumée par notre distingué confrère Lefévre que nous citons textuellement :

1° Elle provoque les contractions des membranes musculeuses de la matrice ;

2° Elle hâte le travail des parturitions laborieuses sans obtacles matériels ;

3° Elle favorise le détachement du placenta chez les solipèdes et des cotylédons placentaires chez les ruminants, dont l'engrènement avec ceux de l'utérus est si intime, ainsi que l'expulsion des débris qui suivent, tels que : caillots sanguins, lochies, etc.;

4° Elle arrête par son action sur le système circulatoire et par son action constrictive sur les radicelles artério-veineuses, les hémorragies redoutables après le part;

5° Elle hâte le travail d'évolution utérine, c'est-à-dire le retrait de l'utérus sur lui-même ;

6° Enfin, elle provoque l'avortement prématuré et laborieux et celui qui est nécessaire dans certains cas particuliers.

Gsell conseille les injections hypodermiques d'**ergotine** dans les cas de non-délivrance et dans la métrorragie; il a obtenu des succès avec l'injection d'**ergotine** dialysée associée à la **strychnine**.

Ésérine (Sulfate d')

Cheval au centigramme, chien au milligramme.

L'ésérine ou physostigmine est l'alcaloïde de la fève de Calabar ; elle se présente sous forme de cristaux en lamelles, très solubles dans l'alcool, l'éther et le chloroforme, peu solubles dans l'eau ordinaire, plus solubles dans l'eau acidulée. Cet alcaloïde forme avec les acides des sels solubles dans l'eau, dont l'un des plus employés est le sulfate. Les solutions aqueuses s'altèrent assez rapidement et se colorent en rouge foncé.

EFFETS PHYSIOLOGIQUES. — Le sulfate d'ésérine produit un effet myotique très accusé, que l'on a essayé d'utiliser concurremment avec le **sulfate d'atropine** pour produire alternativement la contraction et la dilatation de la pupille et prévenir les adhérences (synéchies) de l'iris et du cristallin dans le cas de fluxion périodique. Il active les sécrétions salivaires intestinales, cutanées et bronchiques, augmente la sensibilité et l'excitabilité et produit, quand la dose est forte, des tremblements musculaires et des convulsions cloniques.

Sous son influence, les muscles de la vie organique et principalement ceux de l'intestin, de la vessie et de la matrice se contractent énergiquement, ainsi que le prouve, pour le gros intestin, l'expulsion fréquente des matières excrémentitielles après son administration.

A doses faibles, l'*ésérine* influence peu la respiration et la circulation et diminue légèrement la tension artérielle ; à doses plus fortes, la respiration s'accélère d'abord, puis se ralentit et devient plus difficile et plus bruyante, le cœur se contracte plus énergiquement, en même temps que ses mouvements deviennent plus rares et enfin la tension artérielle est augmentée par suite de la tension des petits vaisseaux, due à l'excitation du centre vaso-moteur et de la forte contraction intestinale.

INDICATIONS THÉRAPEUTIQUES. — C'est un myotique qui convient dans toutes les inflammations du globe de l'œil et surtout de la cornée :

1° Il est surtout utilisé comme excitant des contractions intestinales, dans les coliques produites par les pelotes stercorales, ou un embarras intestinal provenant d'une parésie de l'intestin ; dans le cas présent, on l'associe souvent à la **pilocarpine** (nitrate), à la **morphine** (chlorhydrate) et à la **strychnine** (arséniate) ;

2° Comme anémiant, dans les coliques dues à la congestion intestinale produite surtout par l'ingestion d'eau trop froide ;

3° Comme hypersécrétoire dans les constipations qui précèdent ou accompagnent les maladies aiguës ;

4° Comme excitant de la matrice dans les cas de non délivrance.

POSOLOGIE. — *Cheval*, 25 à 40 granules par vingt quatre heures. — *Chien*, de 1 à 5 granules pas plus (1 toutes les heures).

En injections hypodermiques 0,05 à 0,10 centigrammes,.

comme myotique on peut se servir de solutions aqueuses à 2 ou 3 0/0 (2 à 4 gouttes en instillations).

Dans la congestion intestinale, l'atonie, les pelotes stercorales, l'invagination, on donne chez le cheval 2 à 4 granules tous les quart-d'heures, demi-heures ou heures, suivant l'intensité de l'affection, seuls ou concurremment avec la **pilocarpine**, la **morphine**, l'**hyosciamine**, la **strychnine** ou l'**atropine**.

Hyosciamine

Granulée au 1/2 milligramme.

C'est l'alcaloïde de la Jusquiame (Hyosciamus niger), découvert par Geiger. et Hesse, en 1838. Il est solide, incolore, inodore s'il est sec, d'une odeur vireuse s'il est humide; il se cristallise en aiguilles transparentes à éclats soyeux, groupées en étoile ; peu soluble dans l'eau, très soluble dans l'alcool et l'éther ; il neutralise les acides et forme des sels.

Effets physiologiques. — Narcotique et antispasmodique puissant, les effets de cet alcacaloïde ont beaucoup d'analogie avec ceux de l'**atropine**. Il a sur la **morphine** l'avantage de ne pas plonger les malades dans l'assoupissement.

Indications thérapeutiques. — Coliques violentes, spasme intestinal, parturitions laborieuses, cystites, néphrites, dysurie, toux spasmodique, tétanos, épileptie et en résumé dans toutes les circonstances où il y a douleur et spasme.

Posologie. — Les cas ou il doit être fait usage de l'**hyosciamine**, exigent toujours une administration rapprochée des granules (quart-d'heure ou demi-heure), de 2 à 5 granules chez le *cheval*, 1 granule chez le *chien*, jusqu'à concurrence dé 20 à 40 granules en vingt-quatre heures chez le premier et 10 à 15 granules chez ce dernier.

Hypagol

Purgatif et antiseptique.

L'**Hypagol**, création nouvelle de M. Charles Chanteaud, est une préparation qui a pour base le sulfate de magnésie du commerce, auquel on a enlevé son excès d'humidité et que l'on a débarrassé des résidus qui le rendent amer et irritant (iodures alcalins, chlorure de magnésium, etc.)

Ce sel granulé et enrobé d'une couche de sucre qui masque son amertume et le soustrait à l'action de l'air et de l'humidité, est additionné d'une partie pour mille d'**acide salicylique**, qui lui donne une action parasitaire, et le rend précieux dans les maladies zymotiques des animaux.

Effets de l'Hypagol. — Cette préparation très soluble et d'une conservation complète, exerce sur l'organisme une action multiple : action stimulante légère sur les sécrétions du tube digestif, légèrement tonique, et, partant, apéritive et digestive; action rafraîchissante locale et générale, par conséquent antithermique; action purgative et évacuatrice, éliminant du canal intestinal les produits de fermentation et préparant la muqueuse à l'absorption plus rapide des médicaments; action antiseptique, par suite de la présence de l'**acide salicylique**; enfin, quoiqu'en disent certains auteurs, action légèrement diurétique et cholagogue.

Ce produit, inodore et d'une saveur à peine sensible, est accepté par les animaux avec la plus grande facilité, soit dans les boissons, soit dans les aliments, soit dans les breuvages médicamenteux.

Le cheval, dont le goût est si délicat, le prend le plus souvent avec l'avoine, le son, les mashs, les fourrages hachés et surtout le barbottage.

On l'administre au chien dans du lait ou du café fortement sucré.

Posologie. — Contrairement à l'avis de Jacotin, les

75 grammes qu'il indique comme dose laxative dans son ouvrage, sont absolument insuffisants à provoquer une laxativité, sinon après trois ou quatre jours d'une administration successive. Selon nous, il faut donner 150 grammes d'**hypagol** pour obtenir la laxativité, et 250 grammes pour arriver à la purgation, chez le cheval. En revanche, il suffit d'une bonne cuillerée à bouche, chez le chien pour obtenir cette purgation.

Il y a toujours avantage, dans la médecine du chien, à s'en tenir à l'administration journalière, d'une seule cuillerée à café d'**hypagol** et de maintenir l'intestin en légère laxativité par des administrations successives, à moins que l'on veuille atteindre immédiatement l'état de purgation, qui constitue une forme de dérivation généralement adjointe à celle des révulsifs, comme la moutarde, les vésicatoires, etc., etc.

Indications thérapeutiques. — A proprement parler, toutes les maladies inflammatoires sont tributaires d'une médication par les purgatifs.

Nous avons déjà dit que les Dosimètres se montraient très partisans de l'emploi du **Sedlitz** avant l'administration des granules alcaloïdiques, parce que l'absorption de ceux-ci était favorisée par l'état préparatoire dans lequel se trouve l'intestin du fait de cet emploi et leur effet beaucoup plus sûr, en même temps que beaucoup plus accentué.

L'**hypagol** est donc particulièrement indiqué dans les cas d'inappétence, de parésie gastro-intestinale ; chez les chevaux fatigués à différents degrés par suite du surmenage ou atteints de surmenage, de raideur musculaire. Dans beaucoup d'affections du tube digestif : gastrite, gastro-entérite, dyspepsie ; coliques avec surcharge alimentaire, indigestions intestinales ; dans la gourme, la pneumonie, la pleurésie, la bronchite et les maladies qui s'accompagnent de réaction fébrile, etc., etc.

En résumé, nous croyons qu'il serait du plus heureux effet pour la santé des animaux de les soumettre périodiquement (une fois ou deux par mois) à l'action laxative, préventive, antiseptique de l'**hypagol**, et plus spécialement au renouvellement des saisons et pendant la période des grosses chaleurs.

Auprès de nous, l'**hypagol** jouira d'une faveur toute spéciale, dans la thérapeutique du chien, non seulement parce que la dose n'est pas obligatoirement massive, comme pour le cheval et que l'observation lancée sur le prix de revient n'a aucune raison d'être, mais encore, parce que la pathologie beaucoup plus variée de l'espèce canine, se prête davantage à son affectation et réclame plus impérieusement encore l'action antiseptique qu'il possède.

Iodoforme

Granulé au centigramme pour le cheval,
au milligramme pour le chien.

Découvert par Sérullas en 1822, et obtenu en faisant agir l'iode sur une solution de potasse dans l'alcool, ce produit contient plus de 9/10 de son poids d'iode, lequel est mis en liberté dans l'estomac lorsque l'**iodoforme** est administré par cette voie. Il est en cristaux exagones, d'un jaune brillant, d'une odeur de safran, d'une saveur assez désagréable, à la fois âcre et douceâtre ; insoluble dans l'eau froide, soluble dans l'alcool, l'éther et surtout dans les huiles et les essences ; il se volatilise à l'air sous l'influence de la chaleur, sans laisser de résidu ; la forme granulaire empêche cette volatilisation et permet une longue conservation du médicament.

Effets physiologiques. — Ingéré sous forme de granules, l'**iodoforme** est facilement supporté par l'estomac ; quelques heures après son administration, par cette voie, on peut constater sa présence dans les urines.

C'est un stimulant diffusible et calmant en même temps ; c'est à proprement parler un anesthésique (Burggraeve).

L'absorption un peu prolongée de l'**iodoforme**, rend le sang plus fluide et amène de l'amaigrissement.

A dose faible, c'est un sédatif cardiaque ; il produit une hypersécrétion de toutes les muqueuses, principalement de la muqueuse bronchique, qui est sa principale voie d'élimination ; il s'élimine du reste avec toutes les sécrétions.

INDICATIONS THÉRAPEUTIQUES. — Inflammations aiguës des voies respiratoires simples ou symptomatiques avec toux spasmodique et douloureuse. Dans l'inflammation lente et chronique des premières voies respiratoires, lorsque les sécrétions sont viciées, il les ramène à leur état physiologique par une action à la fois substitutive et antiseptique ; bronchites, pneumonies gangréneuses, tuberculose pulmonaire, engorgements lymphatiques, gourme, dourine, maladie du jeune âge chez le chien, fièvre typhoïde, etc., etc.

POSOLOGIE. — Chez le *cheval*, 5 à 10 granules au centigramme ; chez le *chien*, 1 à 25 au milligramme.

Morphine (Chlorhydrate de)

Granulée au 1/2 centigramme chez le cheval,
au milligramme chez le chien.

Ce produit est obtenu en traitant la **morphine** par l'**acide chlorhydrique** étendu d'eau et possède les propriétés de l'alcaloïde pur, sur lequel il a l'avantage d'une solubilité plus grande (il se dissout, en effet, dans 20 parties d'eau froide) ; il est en prismes blancs soyeux, inodores et d'une saveur très amère. Injecté dans le tissu sous-cutané, sa solution produit d'abord de la douleur, puis une diminution de la sensibilité.

Si l'injection est faite sur le trajet d'un nerf sensitif, il se produisit une sorte d'anesthésie locale.

Absorbé, il produit la stupeur et un engourdissement des facultés intellectuelles avec conservation de la sensibilité, qui est seulement émoussée. Sous son influence, la respiration se ralentit et devient irrégulière.

La température de la peau augmente sensiblement et il se produit une diaphorèse souvent abondante.

Les doses faibles ralentissent le pouls en le rendant plus fort ; les doses fortes le ralentissent d'abord, puis l'accélèrent. Introduit par la voie buccale, il provoque la salivation, puis l'arrêt de la sécrétion salivaire ; il diminue sensiblement les mouvements péristaltiques de l'intestin, trouble la digestion et produit parfois le vomissement. Il s'élimine principalement par la sueur et les urines.

Indications thérapeutiques. — Ce médicament sédatif, antispasmodique et antisécrétoire, a été recommandé dans la gourme et les affections respiratoires, contre la toux spasmodique, les douleurs musculaires ou articulaires, les maladies nerveuses convulsivantes, l'éclampsie, etc.

Il est *contre indiqué* dans la congestion des centres nerveux, les fièvres intenses et la constipation.

Posologie. — *Cheval.* — En injections hypodermiques, de 0.25 centigrammes à 1 gramme. Comme calmant dans les coliques du cheval, on l'emploie seul ou associé à d'autres alcaloïdes, à la dose de 2 à 4 granules tous les quarts d'heure ou demi-heures jusqu'à suppression complète de la douleur.

Cependant dans les coliques produites par un arrêt des matières alimentaires, suivies de parésie intestinale, il est urgent d'arrêter son administration, lorsque cet effet est obtenu partiellement, pour employer sans perdre de temps, à l'exclusion de tous autres, les stimulants des mouvements péristaltiques de l'intestin et des sécrétions intestinales **(strychnine, ésérine, pilocarpine, arécoline).**

Dans les contractions cloniques du diaphragme, on les donne jusqu'à effet.

Les injections hypodermiques de **chlorhydrate de**

morphine constituent une précieuse ressource, lorsqu'il faut agir rapidement et que les voies digestives sont devenues impuissantes pour l'absorption ou intolérantes.

Selon Kauffmann, les doses thérapeutiques de ce médicament sont, pour les injections hypodermiques, de 0.30 centigrammes à 1 gramme 50 pour le cheval ; et de 0.005 mill. à 0.105 centigr. pour le chien : solution au 1/20e, 1 à 5 centigrammes et en granules 20 à 30 par vingt-quatre heures.

Pilocarpine (Nitrate de)

Granulée, 1 centigramme pour le cheval,
et le chien 1/2 centigramme.

La **pilocarpine** est extraite des feuilles du Jaborandi (pilocarpus pinnatus), et a été découverte par le Dr Hardy, en 1875. Ce sel se présente sous la forme de cristaux blancs, très solubles dans l'eau.

Les deux principaux acides, sont le **chlorhydrate** et le **nitrate**, dont les solutions peuvent se conserver longtemps sans altération.

Effets physiologiques. — Ce sont ceux de l'**ésérine** : hypersécrétions intestinales et glandulaires plus prononcées cependant qu'avec celle-ci ; contractions intestinales, stomacales et vésicales, élévation de la température jusqu'à 1°, 1°5. Sous son influence, le pouls s'accélère d'abord et devient plus ample, pour se ralentir ensuite, s'affaiblir jusqu'à devenir filiforme et se relever ensuite graduellement.

Indications thérapeutiques. — Coliques, indigestions stomacales et intestinales, comme l'**ésérine** ; mais l'**ésérine** est un puissant excitant des mouvements péristaltiques de l'intestin, tandis que la **pilocarpine** constitue plutôt un agent hypersécrétoire, salivaire, intestinal, bronchique, etc. D'après Kauffmann, elle es, indiquée dans les maladies du rein, de l'œil, de la peaut ainsi que dans la non-délivrance pour faciliter l'expulsion des enveloppes fœtales.

Posologie. — Dans les maladies aiguës, on donne chez le cheval, 2 ou 3 granules à la fois, à intervalles plus ou moins rapprochés, généralement toutes les heures, jusqu'à effet. Dans les affections intestinales et surtout dans le cas de coliques violentes, les doses sont répétées, coup sur coup, 2 à 4 granules toutes les dix, quinze minutes, jusqu'à effet.

En général, nous préférons, pour obtenir une action immédiate, avoir recours à l'injection hypodermique (0.10 centigrammes, cheval), on se sert pour cela des granules solubles.

Lorsque la **pilocarpine** est administrée dosimétriquement, la dose de 0 gr. 30 centigrammes, indiquée comme maximum par M. Kauffmann, peut être dépassée sans inconvénients ; l'effet produit chez le malade bien surveillé, devant être le guide le plus sûr.

Chien, 1 à 4 granules dans la journée. Employée en instillations à 20 p. 0/0.

Quassine

Cheval, 5 centigrammes, chien au centigramme.

Principe actif du quassine amara, substance cristallisée de couleur brunâtre, d'une saveur très amère, mais moins persistante que celle de la **strychnine**, elle ne se combine pas aux acides pour former des sels.

Effets physiologiques. — C'est un puissant stimulant de l'estomac et un précieux tonique ; même à doses faibles, elle augmente l'appétit, excite les mouvements péristaltiques de l'estomac et de l'intestin, rétablit ou rend plus abondantes les sécrétions gastro-intestinales, excite la production de la bile et son écoulement dans le duodénum.

Indications thérapeutiques. — Inappétence, dyspepsie, parésie, gastro-intestinale, gastrite, gastro-entérite, maladies des chiens, anémie, état adynamique avec anorexie et d'une façon générale, toutes les fois que l'organe est épuisé par des maladies débilitantes ou des opérations spoliatrices, accompagnées d'inappétence persistante.

Nous en avons obtenu d'excellents résultats, unie à la **strychnine** dans la parésie gastro-intestinale qui survient à la suite de l'excès de nourriture, chez les animaux de l'espèce bovine appartenant à des nourrisseurs. On l'associe généralement aussi aux toniques ferrugines **arséniate, carbonate** ou **citrate de fer** ; à la **quinine**, etc.

Posologie. — *Cheval*, 10 à 20 granules par vingt-quatre heures. — *Chien*, 15 à 20 granules.

Quinine (Arséniate de)

*Granulée, cheval 5 centigrammes,
chien au milligramme.*

Obtenu par la combinaison, de l'**acide arsénieux** et de la **quinine**, ce sel cristallisé en prismes incolores, peu solubles dans l'eau et de saveur amère. Le granule **d'arséniate de quinine** se dissout assez facilement, quoique lentement dans l'eau froide ; il est plus soluble dans l'eau bouillante ou plus simplement à 40 ou 50°. La solution reste légèrement opaline, en raison des particules très ténues qui restent en suspension. Introduit dans la bouche, il disparaît rapidement sous l'influence de la salive.

Effets physiologiques. — Ses effets sont ceux de l'arsenic et des sels, auxquels s'ajoute la tonicité de la **quinine**. L'**arséniate de quinine** est donc tonique, reconstituant, plus que le **sulfate de quinine** seul et fébrifuge par excellence.

A doses faibles, il accélère et augmente les mouvements du cœur ou plutôt la pression artérielle ; à doses fortes, effets inverses.

Après absorption, il provoque d'abord une période d'excitation suivie, deux heures après, de sédation, avec diurèse abondante. La température rectale s'abaisse en général notablement, surtout lorsqu'il y a hyperthermie morbide ; la diapédèse est rendue très difficile en raison de son action sur les leucocytes, ce qui a pour conséquence, d'arrêter les processus pyogéniques. La rate devient de plus petit volume ; toutes les sécrétions sont rendues plus rares, sauf celle de l'urine.

INDICATIONS THÉRAPEUTIQUES. — Pneumonie chronique infectieuse, maladie du jeune âge, fièvre typhoïde, gourme.

POSOLOGIE. — *Cheval*, de 1 à 3 granules toutes les demi-heures, heures ou deux heures, jusqu'à 30 à 40 par jour. — *Chien*, 20 à 30 granules, 5 à 10 si le traitement doit être prolongé.

Strychnine (Arséniate de)

Granulé : cheval au 1|2 centigramme,
chien, au 1/2 milligramme.

La **strychnine** occupe une telle place dans la thérapeutique dosimétrique, qu'aucun autre médicament ne saurait y acquérir une valeur équivalente. La plupart des maladies sont tributaires de cet alcaloïde, qui constitue avec la **brucine** et l'**igasurine** le principe actif de la noix vomique. Il doit son introduction et surtout sa vulgarisation, à l'usage qu'en ont fait et en font plus encore aujourd'hui les Dosimètres.

Jusqu'au jour où notre méthode s'imposa au monde médical, les médecins, ainsi que l'écrit Ferrand, de Lyon, dans son intéressant ouvrage « ne s'en servaient « qu'en tremblant et en allant surveiller eux-mêmes le « dosage chez le pharmacien. »

Par fidélité à la tradition, ils lui préféraient et quelques-uns lui préfèrent encore la noix vomique dont ils font usage en dépit de la pureté et de la fixité d'action que leur assure la forme granulaire et de l'innocuité qui résulte de l'administration, à doses infinitésimales, sur laquelle reposent nos principes dosimétriques.

La préhenson de la **strychnine**, avant la création des granules de M. Charles Chanteaud, était difficile en raison de l'amertume très prononcée de cet alcaloïde, amertume surtout perçue au fond de la gorge et à la base de la langue, même à dose de un centmillième c'est-à-dire, un centigramme pour un litre d'eau.

L'usage des agents médicamenteux, en général, déterminant, à la longue, une tolérance de l'organisme soumis à leur action, certains médecins craignaient de se trouver dans l'obligation d'élever, en vue d'un résultat à obtenir, la quantité de **strychnine** à administrer, au point très indéterminé où cet alcaloïde, cessant son action médicatrice, devient un principe extrèmement toxique.

Cette crainte et la répugnance due à l'amertume, que nous venons de signaler, suffisent à expliquer l'abandon, l'éloignement dans lequel la **strychnine** eut pu rester, si la thérapeutique dosimétrique n'avait fait de ce principe, un de ses agents les plus énergiques, mieux encore, son *cheval de bataille*, ainsi que se plaisent à le qualifier tous les écrivains dosimètres.

La médication de la **strychnine** demande certainement une surveillance et une affectation rationnelle autant que tempestive, mais son emploi n'est nullement dangereux, à doses réfractées, pas plus d'ailleurs, que celui des nombreux alcaloïdes qui font partie de l'arsenal alcaloïdo-thérapique dosimétrique.

En maintes circonstances, des observations cliniques sont venues corroborer les résultats antérieurement acquis. Pour ne citer qu'un exemple, confirmant l'inocuité d'une médication prolongée, nous citerons celui d'un malade présenté à la Société de Dosimétrie par M. le docteur Le Grix, qui, pendant plus de six mois, prit journellement de 10 à 12 granules d'**arséniate de strychnine** et qui, non seulement, vit son état s'amé liorer notablement, mais ne présenta jamais les symptômes d'une saturation, lesquels n'eussent manqué de se produire, avec leur caractéristique particulière, si l'élimination ne se fut effectuée au fur et à mesure de l'absorption du principe actif.

La **strychnine** est un alcaloïde qui a été découvert en 1818 par Pelletier et Caventon dans plusieurs plantes de la tribu des strychnées, principalement dans la fève de Saint-Ignace (*strychno ignatia*); dans la noix vomique (*strychnus vomica*); dans le bois de couleuvre (*strychnos colubrina*); dans l'Upas tieuté (*strychnos tieuté*). Dans plusieurs, elle existe avec l'acide igasurique.

C'est une substance blanche, inodore, pulvérulente ou cristallisée, en petits prismes, ou en octaèdres réguliers, brillants, d'une saveur excessivement amère.

Sa formule clinique est $C^{21} H^{22} AZ^2 O^2$.

Elle est inaltérable à l'air, infusible, non volatile, décomposable entre 312 à 315° presque insoluble dans l'eau, dans l'éther et dans les alcalis caustiques ; soluble dans l'alcool aqueux, le chloroforme et les huiles volatiles; insoluble dans l'alccol absolu et dans les huiles grasses.

Avec l'acide nitrique concentré, à froid, elle ne se colore pas; à chaud, elle se colore en jaune; la coloration rouge n'a lieu que si elle contient un peu de **brucine**. La **strychnine** précipite la plupart des alcaloïdes.

Effets physiologiques. — Les effets de la **strychnine** se traduisent dix à vingt minutes après l'absorption, qu'elle ait lieu par la bouche ou par injection sous-cutunée.

De faibles doses augmentent notablement la sensibilité générale et l'impressionnabilité des organes des sens. Son influence spécifique s'exerce sur les nerfs trophiques de la vie végétative où ce puissant modificateur de la vitalité développe son action spéciale sur le fibre musculaire qu'elle ranime et à laquelle elle redonne du ton.

A doses élevées, les phénomènes observés sont les suivants : d'abord, anxiété, agitation, vertiges, constriction du pharynx, raideur des muscles et en particulier de ceux de la mâchoire.

Bientôt, secousses convulsives, vives, rapprochées, rapides, très douloureuses, suivies de phénomènes tétaniques de presque tout le système musculaire ; trismus des mâchoires, tête renversée en arrière, secousses violentes, pendant lesquelles le corps se trouve comme soulevé. En même temps, respiration courte, convulsive, pouls petit, faible, serré, lent ou fréquent; gonflement des veines et imminence d'asphyxie.

Cet accès dure quelques minutes à un quart d'heure, puis succède la détente musculaire et un certain calme; mais le moindre attouchement, le moindre ébranlement de l'air suffit pour réveiller la souffrance, comme chez les malades atteints de tétanos.

La rémission est ordinairement de courte durée ; un nouvel accès arrive, plus violent que le premier, puis un troisième et au plus un quatrième suivi de mort. Dans quelques cas, les accès s'éloignent, diminuent de violence et cessent après quelques heures.

Il est à remarquer, que la **strychnine** paraît agir en angmentant seulement l'excitabilité de la moelle rachidienne, sans l'exciter directement; la rigidité musculaire qu'elle provoque, persiste plus longtemps que la rigidité cadavérique.

Le sombre tableau que nous venons d'exposer, ne se rapporte qu'à l'administration d'une quantité notable de **strychnine**, ayant déterminé un réel empoisonnement.

Ce n'est pas indifféremment que la **strychnine** ou la **brucine** peuvent être employées, bien que leur action soit à peu près identique. Personnellement, nous n'affecterons pas de préférence marquée, pour la **brucine**, comme ont cru devoir le faire certains de nos confrères de la médecine humaine, lorsqu'il s'est agi du traitement des jeunes sujets; car nous avons acquis la conviction que l'administration modérée de la **strychnine**, chez ceux-ci, présente autant de sécurité que la **brucine**, avec cet avantage en plus, de posséder une activité médicale bien supérieure.

L'expérience a prouvé que, des deux sels de **stry-**

chnine employés, **arséniate** ou **sulfate**, ce dernier est beaucoup plus actif et partant plus dangereux, d'où la préférence que nous accordons à l'**arséniate**, qui, d'ailleurs, enrichit le traitement des propriétés arsénicales qu'il possède et dont les effets sont à rechercher dans maintes circonstances.

Indications thérapeutiques. — Nous pourrions résumer en quelques mots ses indications thérapeutiques en disant que cet alcaloïde est utilisable en toutes circonstances.

C'est l'un des agents les plus actifs de la trinité dosimétrique et de la défervescence; mais son action antifébrile est, en ce cas, intimement liée à celle de l'**aconitine** et de la **digitaline** et se réduit à un certain degré de mutualité de laquelle dépend l'obtention du résultat recherché.

On l'emploie dans les affections des voies respiratoires, angines, bronchites, pneumonies, pleurésies, la fièvre typhoïde, la dourine, la surra, la maladie du jeune âge; la courbature générale, la fièvre; les paralysies ou parésies diverses; l'anorexie, la faiblesse, l'épuisement, etc., etc. Nous nous arrêtons là, dans notre citation, en laissant beaucoup d'autres cas à énumérer.

Comme on le voit, ce médicament précieux mérite, à juste titre, la réputation d'une véritable panacée tant son affection est étendue et son action efficace.

Posologie. — *Chez le cheval,* de 5 à 15 granules par vingt-quatre heures.

Chez le chien, de 3 à 6 granules.

Nous recommandons de ne jamais donner au chien, pour un traitement durable, plus de 3 granules par jour, à moins que l'on ait affaire à un cas grave de paralysie, ou paraplégie qui a résisté aux traitements divers, allopathiques, ou à un traitement strychné faible. Il nous est arrivé, tout récemment, de voir survenir chez une chienne colley, des contractions très violentes après administration de 6 granules d'**arséniate de strychnine** dans les douze heures. Hâtons-nous de dire que le cas de paraplégie (reconnu incurable par deux confrères), fut guéri d'une façon radicale et vraiment surprenante. Cette paraplégie était complète et datait de un mois et demi.

Néanmoins, dès que ces contractions apparaissent, il est urgent de cesser l'administration des granules au moins pendant vingt-quatre heures, puis de maintenir l'action strychnique par 1 granule le matin et 1 granule le soir, que l'on réduit à un seul granule pendant une nouvelle période, fixée par l'état du sujet, de façon à compléter le résultat.

Sulfhydral

Monosulfure de calcium chimiquement pur.

Cheval, 5 centigrammes. — *Chien*, 1 centigramme.

Le **sulfhydral** se présente sous la forme d'une poudre blanche, anhydre, amorphe, d'une saveur hépathique et présentant l'odeur de l'hydrogène sulfuré, sa réaction est légèrement alcaline ; il se conserve sans altération, à l'abri de l'air et de l'humidité.

L'eau froide produit son dédoublement en chaux et en sulfhydral de sulfure, sous l'action de l'eau bouillante, il donne naissance à des oxysulfures et autres produits ; enfin, les acides les plus faibles décomposent **le sulfure de calcium**, en donnant un sel du métal et de l'acide sulfhydrique. C'est à la production de ce gaz, qu'il faut attribuer l'action thérapeutique du monosulfure de calcium. Le monosulfure est de tous les composés sulfurés de calcium, celui qui fournit le plus de gaz sulfhydrique, de là la préférence qu'on doit lui accorder dans la pratique médicale.

Les granules de **sulfhydral** sont très solubles dans l'eau et les liquides digestifs.

EFFETS PHYSIOLOGIQUES. — L'action physiologique du **sulfhydral**, est semblable à celle des autres sulfures alcalins, c'est-à-dire qu'il active la sécrétion pulmonaire, facilite l'expectoration et l'excrétion de la sueur ; il est diurétique et parasiticide, provoque une surexcitation générale de l'organisme et impressionne le plus souvent en bien le système nerveux.

Mais à toutes les propriétés qu'il tire de son caractère de sulfure alcalin, le **sulfhydral** joint le triple avantage d'être moins caustique, plus diurétique, plus fortement antiseptique que les autres sulfures ; il compte, en outre, parmi nos meilleurs réparateurs.

C'est pour cela, qu'en sus des services inappréciables, qu'il est susceptible de nous rendre dans les affections microbiennes et les maladies de la peau, il peut, mieux qu'aucun autre antizymotique, nous être plus particulièrement d'un grand secours, dans tous les états où les manifestations bacillaires sont inévitablement connexes à un dépérissement général. (Dr Salivas, loc. cit.).

Si Bouley, écrit notre distingué confrère G. Viaud, avait connu cet agent puissant qui, à lui seul, résume toutes les espérances qu'il fondait sur les travaux de Polli (médication sulfitée) et l'atmosphère gazeuse sulfhydrique (expériences de Fauschauer), avec cette différence que les inconvénients d'une atmosphère presque irrespirable sont supprimés, de quel enthousiasme n'eût-il pas salué son entrée dans la thérapeutique courante. (*La Dosimétrie,* avril 1897).

A petites doses, le **sulfhydral** produit une légère exudation de l'estomac ; à doses massives, il produit des vomissements et de la diarrhée. C'est, dit le docteur Ferran, le meilleur de nos parasiticides internes et comme il est admirablement toléré, son action est toujours assurée.

On sait le parti qu'a tiré le docteur Fontaine, de Barsur-Seine, de l'élimination du **sulfure de calcium** par la voie broncho-pulmonaire pour la destruction des germes de la diphtérie. Or, ce qui est vrai pour la diphtérie, l'est également pour les autres maladies infectieuses.

Indications thérapeutiques. — En raison de l'importance de ce précieux agent, et afin de rendre son histoire aussi complète que possible, nous ferons connaître exceptionnellement, en dehors de ses applications dans les maladies du cheval, quelques-unes des principales applications dans plusieurs affections graves des autres animaux qui présentent, par exemple, de la diphtérie, rare chez les solipèdes.

C'est le cas pour les oiseaux de basse-cour, chez lesquels la diphtérie est fréquente et justiciable du **sulfure de calcium.** Du reste, toutes les affections aiguës ou chroniques des premières voies respiratoires et même des bronches, sont traitées avec succès par ce précieux médicament.

Si ces maladies sont récentes et ne présentent encore que le premier degré de l'inflammation, le **sulfure de calcium,** en augmentant la sécrétion des muqueuses, facilite et hâte l'expectoration et calme, par cela même, la douleur ; si l'affection est catarrhale, il hâte l'expulsion des matières sécrétées encombrant l'appareil respiratoire et, enfin, il détruit les fausses membranes s'il en existe.

Les propriétés reconstituantes et antidyscrasiques en font un agent précieux dans la gourme du cheval surtout lorsque cette affection affecte des allures louches : adynamie, grande inappétence, toux douloureuse, coïncidant avec un jetage peu abondant.

Nous le préconisons dans la surra, la dourine, la fièvre typhoïde, etc.

Chez le chien, dans les affections, broncho-pulmonaires, la maladie du jeune âge, les affections cutanées y compris la gale, la surra, le typhus, les rhumatismes, etc., etc.

Posologie. — Le nombre des granules à administrer varie avec la gravité de l'état pathologique et l'effet que l'on cherche à obtenir et suivant aussi, que son administration s'effectue seule ou unie à l'**iodoforme,** à la **strychnine,** etc.

Les granules seront utilisés chez le chien avec avan-

tage car, plus encore que le cheval, il réclame ce médicament.

Dose ordinaire. — *Cheval,* 20 granules (un tube) toutes
les heures pendant dix heures. — 40 granules (deux
tubes) pour arriver à saturation.

Chien, 2 granules tous les quart-d'heure, pendant
douze heures.

Ces indications seront peu fréquentes ; le plus souvent
le **sulfhydral** sera employé à petite dose et aux mêmes
intervalles que les alcaloïdes entrant dans le traitement
de l'affection pathologique.

La saturation exige, chez le chien, de 10 à 20 grammes
en douze heures.

Vératrine

Cheval, au milligramme. — Chien, au 1/2 milligramme.

Principe actif de l'Hellébore blanc (veratrum album),
cet alcaloïde se présente sous la forme d'une poudre
blanche, incristallisable, d'une saveur âcre et amère,
insoluble dans l'eau, soluble dans l'alcool et l'éther ; elle
forme avec les acides, en les neutralisant incomplètement, des sels incristallisables, très actifs et solubles
dans l'eau, dont le plus employé est le **sulfate**. Les granules dosimétriques sont préparés avec la **vératrine-
amorphe.**

Effets physiologiques. — Appliquée sur la peau ou
sur les muqueuses, la **vératrine** produit une assez forte
irritation ; introduite dans la bouche, elle provoque la
salivation et, sur la pituitaire, l'éternuement ; de petites
doses, comme celles que l'on peut administrer au moyen
des granules dosimétriques, produisent simplement une
hypérémie de la muqueuse gastrique ou intestinale, dont
elles augmentent les contractions en stimulant l'appétit
et en favorisant la digestion ; des doses plus fortes, accentuent ces phénomènes, amènent des coliques, une
salivation abondante, le vomissement, la purgation, etc.

Sous l'influence de la **vératrine**, la respiration devient irrégulière, le cœur bat avec moins d'énergie, le pouls devient faible, intermittent ; la tension artérielle, d'abord plus élevée, s'abaisse ensuite notablement.

La **vératrine** produit un abaissement de la température rectale et détermine la pâleur des muqueuses en raison de son action constrictive sur les vaisseaux, cette propriété, qui devrait amener une élévation de la tension artérielle, ne produit pas ce résultat, en raison de l'affaiblissement concomitant des contractions cardiaques, et c'est l'effet inverse qui se manifeste. A doses modérées, cet alcaloïde a une action élective très prononcée sur les fonctions cutanées en calmant l'irritabibilité des nerfs périphériques de la peau (Burggraeve). Il a en outre une action calmante très nette sur le système nerveux sensitif.

Indications thérapeutiques. — C'est un excellent anti-fébrile que l'on associe quelquefois aux défervescents dans la bronchite-pneumonie, pleuro-pneumonie, bronchite-gourme, fièvre typhoïde, maladie du jeune âge, le rhumatisme, les démangeaisons et affections avec prurit.

Posologie. — *Cheval*, 15 à 20 granules par jour. — *Chien*, 1 à 5 granules.

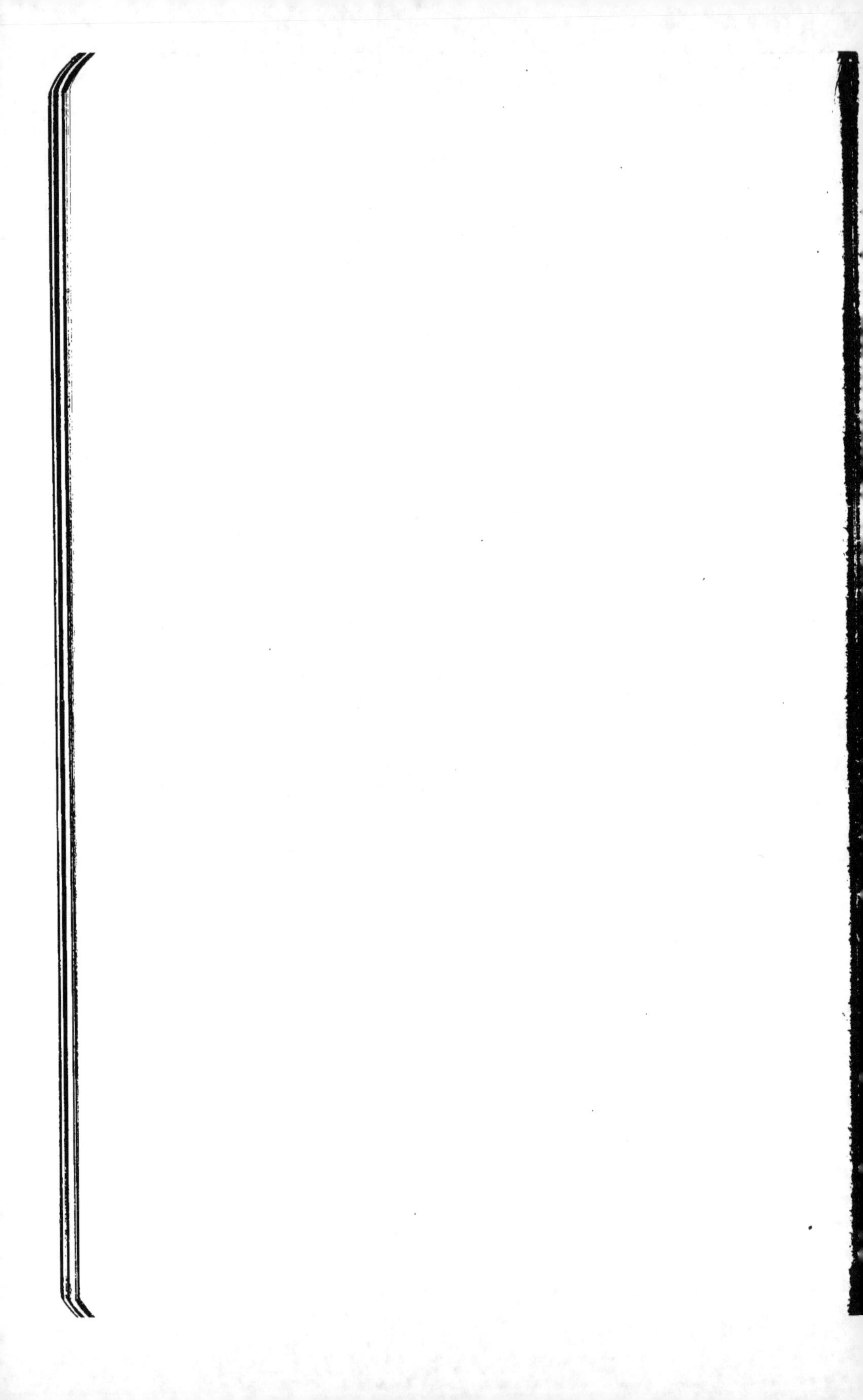

Thérapeutique Dosimétrique

Alopécie

Cheval, Chien.

L'alopécie ou chute des poils, s'observe sur la plupart des animaux, et les causes qui la déterminent sont très variables. Elle survient, le plus souvent, à la suite de maladies graves, comme : la fièvre typhoïde, l'anasarque, le tétanos, la maladie du jeune âge, la gourme, etc... et résulte d'autres fois, d'affections cutanées, parasitaires ou non, telles que : prurit, démangeaisons, eczéma, herpès, gales, etc.

En général, la chute des poils est amenée par des altérations diverses des follicules pileux, la malpropreté des harnais, chez le cheval, de la litière du chenil chez le chien.

Symptômes. — Les dépilations siègent sur des régions diverses ; leur étendue est plus ou moins importante et il n'y a pas de prurit. Les poils sont comme cassés, la peau est dénudée et parfois recouverte de produits sébo-épidermiques.

Traitement. — Si l'alopécie *est parasitaire*, lui opposer le traitement parasiticide ordinaire.

Dans les autres cas : lavages au savon noir, suivis de lotions avec : **aurénol, lysol, crésyl**, décoction de **feuilles de noyer**, solution alcoolique de **tannoforme**, solution de **nitrate de pilocarpine**, etc.

À L'INTÉRIEUR. .. { **Arséniate de soude,** / **Sulfhydral,**

ensemble 1 granule toutes les heures, 8 granules par jour.

Continuer cette administration, même après guérison. **Hypagol** tous les deux jours, à dose laxative.

Amaurose

Cheval, Chien.

L'amaurose est due à une lésion du nerf optique, de la rétine ; à des tumeurs de l'encéphale, de la dure-mère, de la pie-mère. Elle a été observée parfois à la suite de contusions, d'intoxication par des fourrages avariés ; par le plomb, l'arsenic, etc.

Elle peut être *idiopathique, sympathique* ou *symptomatique*. L'amaurose *idiopathique* est due à une lésion de la rétine ; l'amaurose *sympathique* est déterminée par des lésions étrangères et enfin l'amaurose *symptomatique,* par une lésion du nerf optique.

Symptômes. — La vue est très affaiblie et même perdue et cependant les rayons lumineux arrivent au fond de l'œil. Nous ne l'avons observée qu'une ou deux fois sur le chien ; elle se présente par contre chez le cheval assez fréquemment au cours de la fluxion périodique. Ces deux affections réclament le même traitement.

Traitement. — **Atropine** et **ésérine** en instillations. — Révulsifs. — **Hypagol.**

Anasarque

Cheval.

L'anasarque, probablement due à des toxines microbiennes, est toujours une manifestation tardive d'une maladie infectieuse ; gourme, bronchite, pneumonie infectieuse, fièvre typhoïde, etc., provoquée par les toxines que sécrètent les microbes de ces diverses maladies. Les animaux plétoriques y sont prédisposés et le refroidissement est une de ses causes occasionnelles.

Cette maladie s'observe de préférence chez les chevaux de halage, qui suivent constamment et traversent des cours d'eau.

Symptômes. — Plaques œdémateuses dures, tendues, se présentant surtout aux naseaux, aux lèvres, à l'encolure, aux régions supérieures des membres, aux flancs. Ces plaques s'agrandissent, se réunissent et forment un œdème occupant les parties déclives du corps, et sont séparées des régions saines par un bourrelet.

Il survient un gonflement de la pituitaire, un œdème de la glotte qui provoquent du cornage. Il y a un jetage gris-rougeâtre, fétide, contenant des débris de muqueuse mortifiée. Des pétéchies apparaissent sur les muqueuses visibles.

L'œdème de la tête et de l'encolure, s'étend et gagne la poitrine ; bientôt des phlyctènes apparaissent sous la peau. La mort survient par asphyxie ou par intoxication septique, ou encore, si l'œdème se résout brusquement, par congestion pulmonaire ou gangrène de l'intestin.

Dans la *forme suraiguë,* les phénomènes morbides se suivent avec rapidité ; la température, dès le début, monte à 40°, et l'animal succombe en six jours. L'intoxication septique est une complication ultime de la maladie ; lorsque l'animal, trop faible, se couche, les escharres de la peau favorisent l'envahissement des microbes.

Traitement. — S'opposer à l'envahissement de l'œdème par des frictions irritantes : *Charge de Lebas, essence de térébenthine, teinture de cantharides, feux divers,* etc. Voici la formule d'un résolutif préconisé par Jacotin.

$$\left.\begin{array}{l} \text{Benzine}\dots\dots\dots\dots\dots \\ \text{Huile de lin}\dots\dots\dots\dots \end{array}\right\} \text{1.000 grammes.}$$

$$\left.\begin{array}{l} \text{Poudre de cantharides}\dots \\ \text{Poudre d'euphorbe}\dots\dots \end{array}\right\} \quad 75 \quad —$$

Huile de croton..........   15   —

Dans les engorgements considérables, on a recours à la cautérisation en pointes pénétrantes :

A l'intérieur. — **Hypagol**, 150 grammes tous les matins.

Arséniate de fer	2 granules.
Arséniate de strychnine. ...	2 —
Sulfhydral	10 —
Iodoforme.	5 —
Scillitine	2 granules.
Esérine	5 —
Pilocarpine.	5 —

Toutes les heures alternativement.

Le traitement allopathique serait le suivant :

— *Sérum antiseptrococcique* en injections intra-veineuses de 20 à 30 centigrammes par jour.

— Injections intra-veineuses de 20 à 30 centigrammes de **collargol**.

Anémie

Cheval. — Chien.

Maladie caractérisée par une déséquilibration dans les éléments constitutifs du sang.

Elle peut être *sympathique* ou *idiopathique ;* cette dernière apparaît en dehors de toute cause organique connue. Elle succède aux affections graves, de longue durée, à des pertes abondantes de sang, etc.

Symptômes. — Quelle que soit son origine, l'anémie se caractérise par de l'amaigrissement et un affaiblissement général. Il y a pâleur des muqueuses, faiblesse des mouvements du cœur ; le pouls est petit, les veines effacées, la température faible, le sang pâle, décoloré, l'essoufflement survient, même à la suite d'un travail léger. L'anémie s'accompagne souvent d'œdème des parties déclives.

Cet état particulier se présente surtout chez le chien ; il n'est jamais prononcé chez le cheval.

TRAITEMENT. — *Cheval.* — Nourriture alibite, fourrages de 1re qualité, mâches, barbotages avec pour chacun, 50 grammes de *carbonate de fer.*

Arséniate de fer,
Quassine,
Arséniate de strychnine,

1 granule de chaque 3 fois par jour.

Hypagol, à dose laxative (100 gr.) toutes les fois que l'état des matières fécales le réclame.

Chien.

Quassine,
Arséniate de fer,
Arséniate de strychnine,

1 granule de chaque toutes les heures 3 fois par jour, contre les douleurs et l'intolérance stomacale :

Hyosciamine.
Chlorhydrate de morphine,

1 granule de chaque avant le repas.

Glycérophosphate de chaux,
Peptonate de fer,

1 granule de chaque après le repas.

Hypagol, une cuillerée à bouche tous les deux jours.
Contre l'anémie pernicieuse. — Traitement tœnifuge.

Angine

Cheval. — Chien.

L'angine peut se spécialiser au larynx ou au pharynx,

mais en général, l'inflammation de l'un ou l'autre de ces organes respiratoires, se transmet de l'un à l'autre, de sorte que nous étudierons ces deux affections sous le titre d'angine laryngo-pharyngée, en les différenciant au cours de notre description par les quelques symptômes particuliers qui les caractérisent plus spécialement.

On distingue : une angine *aiguë* ou *chronique gourmeuse, striduleuse*, et enfin *diphtéritique* ou *pseudomembraneuse*.

Angine simple aiguë. — Toux sèche quinteuse, sans rappel, effectuée à intervalles irréguliers ; jetage séreux peu abondant. Quand la pharyngite prédomine, la toux peut n'apparaître que plus tard, la maladie se trahit plutôt par la sensibilité de la gorge à la pression, et la difficulté de déglutition. Il y a gonflement hyperthrophique de la glande parotidienne et des glandes de l'auge, gonflement et empâtement de cette région. Le jetage augmente peu à peu, s'épaissit et change d'aspect en raison de la présence dans la masse, de parcelles alimentaires qui lui donnent une certaine teinte, surtout quand l'animal consomme du fourrage vert. Les liquides eux-mêmes sont refoulés par les naseaux, sous le même effort de déglutition. En résumé : la toux, le jetage et l'intensité des phénomènes de réaction caractérisent surtout l'angine laryngée. La douleur locale, la difficulté de déglution, la présence de matières alimentaires dans le jetage, et le peu d'importance de celui-ci sont des symptômes de pharyngite.

ETAT CHRONIQUE. — Il se présente assez souvent chez le chien, mais il est assez rare chez le cheval : en tous cas sa durée n'est jamais très longue. Il s'accuse par la cessation à peu près complète des phénomènes locaux, chaleur, douleur, etc., de l'empâtement inter-maxillaire, et la persistance de la toux.

L'*Angine gourmeuse* emprunte son caractère spécial à sa nature infectieuse ; nous nous en occuperons d'une façon toute spéciale en décrivant la gourme.

Angine striduleuse, fréquente chez le chien, se caractérise par une inflammation de moyenne importance, mais qui détermine une sécheresse très prononcée de la muqueuse du larynx et une telle hypéresthésie de cette membrane, que tous les symptômes semblent être concentrés dans des quintes douloureuses, longues et fréquentes, avec peu ou point d'expectoration.

Angine croupale diphtéritique membraneuse. — Très rare chez le cheval et le chien, en dehors de la gourme ou de la maladie du jeune âge dont elle est une aggravation. Elle consiste dans le développement de fausses membranes, ou productions pseudo-membraneuses à la surface des muqueuses pharyngo-laryngiennes. Jamais cette angine n'atteint, chez le cheval et le chien, l'importance et le degré de gravité qu'elle présente dans l'espèce humaine, surtout chez les enfants.

TRAITEMENT. —Frictions résolutives sur la gorge et la région parotidienne. Onctions calmantes sur ces diverses parties avec : *onguent populeum, pommade à l'extrait de belladone, huile de laurier, huile de camomille camphrée.*

Fumigations aromatiques additionnées de crésyl, phénol, goudron, etc. Boissons tièdes miellées. **Hypagol,** 200 à 250 grammes dans le barbotage du matin, tous les trois ou quatre jours.

Triade dosimétrique dès l'apparition de la fièvre, si la douleur locale est très violente.

Bromhydrate de morphine,

Hyosciamine,

ensemble 1 granule de chaque, 3 fois par jour.

Contre le caractère striduleux :

Valérianate de quinine,

Bromure de camphre,

Chlorhydrate de cocaïne,

ensemble 1 granule de chaque, tous les 1/4 d'heure, dès qu'apparait l'accès.

Dans l'intervalle des accès, 1 granule toutes les heures.

Contre l'angine pseudo-membraneuse. — Donner le **sulfhydral** (jusqu'à vomissement chez le chien), et 100 à 150 grammes en vingt-quatre heures chez le cheval.

L'état chronique sera combattu comme ci-dessus, mais on insistera sur les révulsifs locaux.

Ascite

Chien.

L'ascite consiste dans une hydropisie péritonéale assez fréquemment observée chez le chien.

Ce n'est point, à proprement parler, une maladie, mais un symptôme commun à diverses altérations organiques du foie, des reins, de l'utérus, à la tuberculose, à des affections cardiaques, etc., et se présentant d'une façon générale, lorsqu'un obstacle quelconque s'oppose à la circulation sanguine.

Symptômes. — L'épanchement s'effectue avec lenteur, de sorte qu'il existe parfois avec une certaine importance sans attirer l'attention, surtout chez la femelle, que l'on peut supposer en état de grossesse ; mais cet épanchement insignifiant tout d'abord, augmente avec rapidité et se caractérise par un développement exagéré du ventre, surtout à la partie la plus déclive.

Le liquide épanché (pouvant atteindre trois ou quatre litres et plus), en comprimant les viscères abdominaux rend la respiration difficile. Le ventre n'est pas douloureux, mais la démarche est lourde ; les muqueuses sont décolorées, les battements du cœur faibles, le pouls est conséquemment petit, filant, l'appétit diminué.

Pour s'assurer de l'épanchement, il suffit de placer une main de chaque côté de l'abdomen, un peu bas, en frappant avec l'une d'elle, l'autre perçoit la sensation de clapotement que ferait éprouver une vessie pleine d'eau frappée de la même façon.

L'ascite se différencie de la péritonite par l'absence

de phénomènes fébriles, de douleurs abdominales et d'injection de la conjonctive oculaire.

Sa gravité résulte de son incurabilité. Les guérisons obtenues sont incomplètes 90 fois sur 100, car il est à peu près impossible en vétérinaire, de diagnostiquer d'une façon précise l'altération organique déterminante ; un peu plus tôt, un peu plus tard, l'épanchement se reproduit, le dépérissement s'accentue et la mort survient dans le marasme.

TRAITEMENT. — Dès que l'épanchement se trahit, administrer toutes les heures, dans l'ordre successif ci-dessous, un granule de chacun des alcaloïdes qui les constituent :

<table>
<tr><td>1re série........</td><td>Aconitine,
Digitaline,
Arséniate de strychnine,</td></tr>
<tr><td>2e série........</td><td>Arséniate de fer,
Quassine,
Caféine,</td></tr>
<tr><td>3e série........</td><td>Scillitine,
Colchicine,
Nitrate de pilocarpine.</td></tr>
</table>

— Frictions sur l'abdomen avec, pour chaque fois, 50 à 100 grammes de *vinaigre scillitique* chaud.

Entretenir la liberté du ventre par l'administration tempestive d'une cuillerée à bouche d'**Hypagol**.

— Ponctions de l'abdomen réitérées, suivies ou non d'injection iodée. Ne pas vider complètement l'épanchement.

Viande de cheval crue, lait, toniques de tous genres.

Asphyxie des nouveaux-nés

Cheval.

Chez les femelles débilitées ayant eu un port laborieux, les produits, en naissant, présentent quelquefois

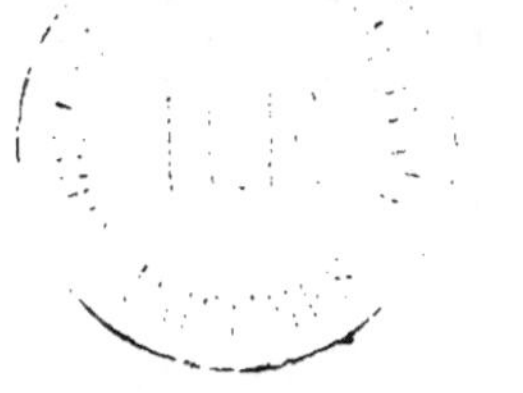

4

un état de faiblesse tel, qu'il simule une mort apparente. Le fœtus repose sur le sol, sans manifester aucun signe de vie. Il y a pâleur et flacidité des tissus, de très faibles battements de cœur, et de rares mouvements respiratoires.

Traitement. — Insufflation d'air, tractions rythmées de la langue.

Injections sous-cutanée de. . } Eau 5 grammes.
(pour le poulain). } Vératrine, 1 milligr.

Atonie digestive
(*Parésie gastro-intestinale*)
Cheval. — Chien.

La parésie gastro-intestinale, l'atonie digestive est une affection ou plutôt une situation pathologique spéciale intermédiaire entre l'état de santé et l'état de maladie qui se traduit par un manque d'appétit, des digestions difficiles et incomplètes, ces dernières pouvant provoquer une maladie réelle par les complications de coliques qui en sont fréquemment la conséquence.

Pour différencier la parésie de la gastrite ou gastro-entérite, nous dirons : que dans la première, on ne constate pas les symptômes d'une inflammation organique, même légère ; il y a plutôt paresse de tout le système digestif. Mais si la parésie n'est pas dangereuse par elle-même, elle entraine une anémie assez prononcée, par insuffisance de préhension alimentaire, d'assimilation, résultant de l'affaiblissement des fonctions sécrétoires, des conséquences fâcheuses.

Une mauvaise alimentation ou au contraire une alimentation intensive, sont les causes les plus habituelles de cet état pathologique, surtout observé chez les bovins des nourrisseurs et les chiens de restaurateurs ou autres, nourris de débris culinaires entraînant une constipation très prononcée.

TRAITEMENT. — Il résulte de ce que nous venons d'exposer, qu'il faut modifier avant tout le régime ; donner au cheval du fourrage vert si la saison le permet, des barbotages de son et farine d'orge clairs, dans lesquels on fera dissoudre pour chacun :

> 200 à 250 grammes d'**hypagol** (cheval),
> 50 à 60   —   —   (chien).

Chien. — On supprimera viande, os, débris alimentaires, sucre, etc., que l'on remplacera pendant une certaine période par des soupes d'épinard, d'oseille, de poireaux, etc. L'**hypagol** sera donné journellement à dose laxative pendant une certaine période.

Chez le cheval comme chez le chien, l'atonie sera combattue par un granule de chacun des sels suivants, administrés trois fois par jour :

> **Arséniate de fer,**
> **Quassine,**
> **Arséniate de strychnine.**

Nous avons obtenu de ce traitement un résultat excellent, la laxativité et l'excitation stomacale étant provoquées par le fait même d'une administration régulière d'**arséniate de strychnine**.

Avortement

Jument. — Chienne.

L'avortement consiste dans l'expulsion du ou des fœtus, avant l'époque normale qui concorde avec leur entier développement.

Il y a avortement chez la jument, lorsque l'expulsion du fœtus survient quarante jours avant le délai extrême de la gestation, et chez la chienne une semaine avant son terme.

L'avortement peut être dû à des causes naturelles qu'il n'est pas toujours facile de déterminer, mais le plus souvent il résulte de pressions sur l'utérus, de contusions de l'abdomen, d'efforts, de chûtes, d'une alimentation insuffisante, de la préhension de boissons froides ; de congestions, tumeurs ou induration de la matrice, etc., etc.

L'*avortement artificiel* ou provoqué, beaucoup plus fréquent en médecine humaine qu'en médecine vétérinaire, n'est recherché que dans les cas très rares, où il a été possible de s'assurer d'une malformation ou de tumeurs diverses de la cavité pelvienne, pouvant mettre obstacle au passage du fœtus, on ne permettra l'accouchement qu'avec danger consécutif pour la vie de la mère. Il peut être recherché chez la chienne, lorsque la taille du mâle et les faibles proportions de la femelle, font craindre un excès de développement du fœtus, ou encore parce qu'il ne plaît pas au propriétaire de la laisser reproduire.

Cet avortement artificiel, dangereux dans beaucoup de cas, s'obtient :

1° Par l'irritation du col utérin ;
2° Par la ponction des enveloppes ;
3° Par des irrigations vaginales ;
4° Par les emménagogues : rüe, sabine, absinthe, ergot de seigle, ergotine, etc.

Symptômes. — Il survient sans prodromes, et se produit assez souvent avec facilité chez la jument. D'après H. Bouley, l'*avortement facile* consiste dans l'expulsion de l'œuf entier, les enveloppes et les eaux, l'embryon formant une masse unique.

Dans l'avortement compliqué, les eaux s'écoulent généralement avant l'expulsion du fœtus, lequel peut être vivant ou mort. Ce genre est précédé par un état d'inquiétude et de malaise, les femelles ont perdu l'appétit ; la marche est difficile, le ventre bombé, la vulve tuméfiée et légèrement dilatée. Par les lèvres s'écoulent des matières muqueuses ; bientôt la poche des eaux fait hernie, et le fœtus est expulsé, recouvert ou non de ses enveloppes.

Complications. — Les conséquences de l'avortement

sont souvent très graves. Chez la chienne, de très petite taille surtout, la mort peut résulter d'un excès d'efforts épuisants, de la douleur, de déchirure de la matrice ou du vagin, le plus souvent suivie de péritonite.

Le cas se présente généralement lorsque l'accouplement s'est effectué malgré la différence de taille, et que les fortes proportions du mâle ont favorisé le développement exagéré du fœtus, que l'avortement force à franchir le détroit utéro-vaginal, à une époque où les transformations normales qu'il doit subir, en vue de l'accouchement, sont nulles ou insuffisantes.

Traitement. — Le traitement préventif consiste à empêcher l'action des influences extérieures que nous avons signalées.

Dès l'apparition des premiers symptômes, il est quelquefois possible de l'empêcher par des douches froides lombaires et l'administration tous les quart-d'heure d'un **granule composé antispasmodique.**

Lorsqu'il ne peut être évité, il faut faciliter l'expulsion du fœtus et, consécutivement, avoir recours à des soins hygiéniques : lavages et injections vaginales antiseptiques, grande propreté de la litière, etc., etc.

Blépharite

Entropion. — Ectropion.

La blépharite, assez fréquente chez le chien, est une conjonctivite plus spécialement localisée aux bords des paupières et à la base des cils, caractérisée par une rougeur, un gonflement de celles-ci, avec chassie, agglutination des cils, larmoiement, boutons pustuleux ; en un mot, c'est une conjonctivite grave pouvant s'accompagner d'entropion (renversement des paupières en dedans) ou d'ectropion renversement contraire.

Traitement. — (Voir *Conjonctivite*).

Entropion. — Il se traite chirurgicalement par l'excision d'un lambeau de peau, parallèlement à la paupière et le rapprochement des bords de la plaie par une suture.

Ectropion. — Insufflations sur les paupières, avec l'**antipyorcine** (poliborate de soude), ou la poudre de **tannoforme**, ou bien application de :

Précipité rouge............ 10 centigrammes.
Acide tannique........... 5   —
Glycérine................. 10 grammes.
Chlorhydrate de morphine. 1 centigramme.

Bronchite

Cheval. — Chien.

La bronchite, inflammation de la muqueuse des bronches, présente un état aigu et chronique et des variétés dites : *catarrhale, capillaire* et *infectieuse* qui la font qualifier de secondaire et sont la conséquence de la gourme, d'une pasteurellose, de la tuberculose, de la maladie des chiens, de la peste, de la surra, etc., etc.

Etat aigu. — Bronchite ordinaire. — Symptômes. — Fièvre ; gêne et difficulté de la respiration ; au début, sécheresse des muqueuses ; toux sèche, pénible, douloureuse ; rougeur des conjonctives, larmoiement ; fièvre peu prononcée.

Bientôt toux plus intense, plus profonde, le jetage visqueux est devenu muqueux, épais, jaunâtre, abondant. A l'auscultation, râles muqueux à petites et grosses bulles, succédant aux râles secs et ronflants.

Etat chronique. — Quand la bronchite passe à l'état chronique, les symptômes ci-dessus persistent plus longtemps ; la respiration reste fréquente, irrégulière ; la toux est grave ; le jetage épais, purulent. Il y a du râle muqueux à grosses bulles et du râle sibilant.

La bronchite chronique a souvent comme conséquence l'emphysème pulmonaire : l'animal est essoufflé à la moindre course, il maigrit, perd l'appétit, son poil est piqué, les poils se hérissent, la peau est sèche et adhérente ; la toux fréquente, sèche, avortée.

Bronchite capillaire ou *broncho-pneumonie*. — C'est une forme assez fréquente chez le chien. Il nous a été donné de l'observer maintes fois, chez cet animal comme complication prompte d'une bronchite ordinaire, dont l'évolution avait été en quelque sorte entravée, ne se manifestant que par une toux, un jetage et des symptômes classiques peu marqués.

SYMPTÔMES. — Dans la bronchite capillaire, les symptômes se rapprochent davantage de ceux de la pneumonie que de ceux de la bronchite simple. La fièvre s'établit dès le début et peut durer pendant une partie de la période d'état ; elle n'accuse jamais, néanmoins, le degré de la pneumonie franche.

Le jetage est peu abondant, la toux moins grasse que dans la bronchite simple. La lésion semble plutôt concentrer son maximum d'intensité dans les altérations qui surgissent au sein même du parenchyme pulmonaire. En résumé, les symptômes sont à la fois ceux de la bronchite et de la pneumonie. La broncho-pneumonie a, comme caractère chez le chien, le souffle labial, qui manque rarement. C'est une affection grave, qui doit être traitée avec autant de vigueur que la pneumonie.

CARACTÈRE INFECTIEUX. — Dans les cas de gourme et de maladie du jeune âge, la bronchite prend fréquemment un caractère spécial qui en fait une affection catarrhale envahissant dans son ensemble tout le système respiratoire et cela avec la propagation caractéristique des manifestations épizootiques. Elle se complique d'amaigrissement rapide, d'anémie, de faiblesse persistante et dans les cas graves, de pleurésie exsudative diffuse. De même nature que les angines, pneumonies ou pleurésies infectieuses, elle est probablement déterminée par les mêmes microbes : diplocoques et streptocoques.

Il y a fièvre (39 à 40°), pouvant monter à 41°5, 42, puis

décroissant graduellement, si l'évolution est régulière. Du sixième au dixième jour, la température devient normale. La toux est profonde ; le jetage abondant, muco-purulent ; la respiration courte, avortée, comme douloureuse. Les muqueuses sont toujours anémiées, le plus souvent de coloration jaunâtre, safranée, parfois rougeâtre. Les battements du cœur sont accélérés, mais avec rythme normal ; l'appétit est modifié d'une manière variable, quelquefois il subsiste, malgré une température de 40°.

La durée de l'évolution est de huit à quatorze jours ; la mort survient par complication de pleurésie ou pleuro-pneumonie.

TRAITEMENT. — *Bronchite ordinaire* :

1° **Triade dosimétrique** antifébrile ;

2° Toutes les deux heures :

	Cheval	Chien
Codéine...................	5 granules	1 granule
Pilocarpine...............	5 —	2 —
Arséniate d'antimoine.....	2 —	1 —
Kermès...................	5 —	2 —

3° Fumigations émollientes rendues antiseptiques par le **goudron**, le **lysol**, le **crésyl**, la **térébenthine**, etc.

ÉTAT CHRONIQUE. — Toutes les trois heures.

	Cheval	Chien
Arséniate de fer..........	5 granules	1 granule
— **de strychnine**...	1 —	1 —
— **d'antimoine**.....	5 —	1 —

Trois fois par jour :

Continuer cette administration avec des doses plus faibles ou diminuer de moitié cette administration suivant indication.

Bronchite catarrhale, infectieuse :

1° Administrer la **Triade défervescente** jusqu'à effet ;

2° **Hypagol**, à dose purgative ;

3° Fumigations antiseptiques ;

4º Toutes les deux heures :

	Cheval		Chien	
Sulfhydral..............	10 granules		5 granules	
Iodoforme..............	5	—	2	—
Arséniate de quinine......	5	—	1	—
— **de fer**..........	5	—	1	—

5º Lavements suivant indication, avec pour chacun, 10 grammes de **salycilate de phénol**.

Bronchite capillaire :

1º **Triade dosimétrique ;**

2º Toutes les heures :

	Cheval		Chien	
Émétine	2 granules		1 granule	
Codéine	5	—	—	
Sulfhydral	10	—	—	
Pilocarpine..............	10	—	—	

3º Dérivation par la moutarde à demeure et en lotions sinapisées ;

4º Dérivation intestinale par **l'hypagol,** à dose purgative ;

Lavements au **Salol** ;

5º Après la période fébrile et la résolution de la maladie, soutenir l'organisme et stimuler les fonctions gastro-intestinales par l'administration de :

> **Quassine,**
> **Arséniate de quinine,**
> — **de fer,**
> — **de strychnine,**

1 granule de chaque, une heure avant chaque repas ;

6º Couvertures en rapport avec la saison ; boissons tièdes miellées. Barbotages épais de son et farine d'orge avec, pour chacun, 15 grammes de crème de tartre.

Soins hygiéniques. — Chez le chien : café noir sucré, viande de cheval crue, lait, eau de Vichy.

Chorée (Danse de Saint-Guy)

Chien.

Cette affection d'une étiologie peu précise, se caractérise par des contractions brusques et involontaires, d'un groupe musculaire, de la tête, d'un ou plusieurs membres, du train postérieur ou antérieur, etc.

Elle est fréquente chez le chien, et d'une gravité d'autant plus accentuée qu'elle se montre généralement comme une complication de la maladie du jeune âge, qu'elle devient incurable par son passage à l'état chronique et rend l'animal à la fois disgracieux et impropre à tout service.

Symptômes. — La **chorée** peut-être aiguë ou chronique.

A l'état aigu les contractions qui la caractérisent sont rarement limitées à un membre, elles affectent plutôt le train antérieur et surtout le train postérieur. Il y a des secousses, s'exerçant de haut en bas, qui finissent par être tellement fortes, qu'à chacune d'elles l'animal est exposé à une chute. Le chien ne peut se diriger dans sa marche et tombe presque à chaque pas. Le sens de contraction change lorsque l'affection s'étend à l'encolure ; celle-ci et la tête sont alors mouvementées dans le sens latéral. Les secousses se montrent ordinairement à intervalles égaux, mais on observe aussi de la rémittence et de l'intermittence.

A l'état chronique, les contractions se localisent généralement à la tête ou à un membre ou encore à un groupe musculaire. Quelle que soit cette localisation, les contractions sont en tous cas plus faibles, moins accentuées.

La violence des contractions ne persiste que dans les cas graves ; alors l'animal reste constamment couché ; il souffre, et ne pouvant prendre que peu ou point de nourriture, dépérit rapidement et meurt dans un état de marasme prononcé. Ses excréments, devenus rares, sont tantôt clairs et d'une odeur repoussante, tantôt secs, jaunâtres et d'une consistance pierreuse,

Le pronostic de la **chorée** est grave, car si l'on ne parvient pas à éviter que la maladie passe à l'état chronique, l'animal devient inutilisable et le plus souvent est sacrifié pour ce motif.

TRAITEMENT. — Il ne peut être efficace qu'à la condition d'être appliqué avec énergie dès les premières manifestations, dès qu'une légère contraction se montre dans une région quelconque.

1º Donner tous les matins, pendant trois jours consécutifs, une cuillerée à bouche d'**hypagol**.

2º Quatre fois le matin, quatre fois le soir à une heure d'intervalle :

Bromhydrate de quinine . . .	1 granule
Bromure de camphre	1 —
Valérianate de fer	1 —

Dans deux cas graves, datant de quelques semaines, nous avons obtenu un résultat par l'emploi de l'**arséniate de strychnine** (1 granule au 1/2 milligramme toutes les heures) (6 par jour) donnée jusqu'à manifestation d'intoxication, c'est-à-dire vomissements et contractions strychniques.

Dès que ces phénomènes se produisent, il faut cesser **la strychnine** pendant douze heures et reprendre son administration à la dose de 2 granules, puis 1 granule par jour, pendant une période plus ou moins prolongée, que le vétérinaire appréciera et basera sur l'observation des effets obtenus, variables avec chaque cas.

Nourriture substantielle. — Veiller à la liberté du ventre. — Soins hygiéniques.

Coliques

Cheval

Les **coliques** ne sont pas une maladie spécifique, mais

un état pathologique se traduisant par des manifestations communes à diverses et nombreuses affections : gastro-intestinales, hépatiques, rénales, vésicales, utérines, etc., donc le diagnostic est parfois très difficile. En raison de cela, et aussi du cadre restreint fixé à notre ouvrage, nous limiterons leur étude au diagnostic différentiel, avec la description, dont la précision et la clarté nous ont séduit, qui en est faite par Cagny et Gobert dans leur excellent dictionnaire.

Coliques par congestion intestinale. — Elles se manifestent subitement par des mouvements désordonnés du malade qui a perdu tout instinct de la conservation, il fléchit sur les jarrets durant la marche et jette sa croupe en avant et à droite ; le pouls est fort et accéléré au début, devient petit, puis imperceptible lors d'hémorragie ; les muqueuses sont d'abord pâles, puis s'injectent et pâlissent à nouveau si l'enterroragie se produit. La mort arrive parfois très rapidement.

TRAITEMENT. — 1º Saignée de trois à quatre litres.

2º Révulsion sinapisée à demeure.

3º Injection sous-cutanée de :

Chlorhydrate de morphine . 1 gramme.
Eau distillée. . . . . 20 —

4º Une heure après l'injection, donner de quart d'heure en quart d'heure :

Bromure de camphre. . . . . . 1 granule.
Hyosciamine. . . . . 1 —

ensemble jusqu'à cessation des douleurs et calme complet.

5º Lavements froids, simples.

6º **Hypagol** à dose laxative pendant deux ou trois jours après guérison.

Coliques dues à un étranglement (Miserere chez l'homme). — Elles s'accusent par une douleur modérée qui bientôt augmente, devient très intense et prend les caractères de la congestion intestinale ; les accès sont souvent rémittents. Puis le malade exécute avec sa tête et son encolure, des mouvements d'encensoir et il prend de temps à autre, des poses particulières qui semblent diminuer la douleur : il se place dans la position du chien assis, ou bien il se met à genoux, ou bien il se couche en sphynx ; le ventre est douloureux à la palpation.

L'exploration rectale permet parfois de reconnaître le siège et la nature de l'étranglement. La mortification de l'intestin est annoncée par un mieux apparent, par la suppression des douleurs, et la mort arrive en trente-six heures.

L'invagination se traduit par les mêmes symptômes mais elle est moins grave car elle a plus de chance d'être réduite. Quoi qu'il en soit, ces deux états pathologiques sont excessivement graves et se terminent par la mort dans la majorité des cas.

TRAITEMENT. — Provoquer les contractions intestinales pour tâcher de faire cesser l'étranglement ou l'invagination. La situation grave comporte l'usage exclusif des injections sous-épidermiques de :

Sulfate d'ésérine . . . . 5 centig. à 10 centigr.
Arséniate de strychnine . . . . . 0,010 millig.
Eau distillée. . . . . 10 gr.

ensemble pour une injection.

Cette injection pourra être renouvelée, mais deux heures après seulement avec, entre deux, une injection calmante, composée de :

Hyosciamine . . . 0.10 centigrammes.
Vératrine . . . . . 0.10 —
Eau distillée . . . 10 grammes.

Il faut laisser l'animal se rouler et s'agiter à sa guise tout en le plaçant dans les conditions nécessaires pour éviter les heurts et blessures qui en résulteraient, car on a vu le volvulus et l'invagination, être réduits par ces mouvements violents.

Coliques par indigestion stomacale ou *surchage alimentaire*. — Elles paraissent après un repas copieux et souvent pendant le travail ; peu violentes, elles s'accompagnent d'un léger ballonnement du flanc gauche et de la dyspnée plus ou moins intense ; on observe des ballonnements, des éructations, des nausées ; le *vomissement* indique presque toujours une déchirure de l'estomac qui est mortelle et intraitable.

Coliques par indigestion intestinale (gazeuses, tympaniques). — Elles surviennent aussi après le repas, sont peu intenses et le ballonnement est beaucoup plus accentué et plus rapide que dans l'indigestion stomacale. Les accès espacés sont peu accusés, et les aliments durcis, s'accumulent peu à peu en un point de l'intestin et on voit apparaître le météorisme, le ballonnement *du flanc droit* et la constipation. La mort arrive seulement entre quatre et huit jours.

Traitement. — Il est indiqué de provoquer un excès de sécrétion gastro-intestinale, puis de réveiller les contractions du système digestif pour que l'embarras alimentaire disparaisse par évacuation.

A cet effet : administrer des boissons légèrement mucilagineuses (en quantité modérée) unies à des liquides excitants : alcool, absinthe, menthe, etc.

1º Tous les quarts d'heure, 1 granule jusqu'à effet de :

Nitrate de pilocarpine..... 2 granules.
Arséniate de strychnine ... 1   —
Arécoline 1   —

ensemble.

2º Lavements avec eau de son et glycérine, 10 grammes pour chacun.

Si le tympanisme est très accentué, employer ces sels en injection hypodermique.

Ne pas hésiter à pratiquer la ponction du cæcum, avec canule à demeure, si c'est nécessaire. Cette opération a un résultat rapide et s'effectue sans danger.

Dès que l'embarras gastro-intestinal a cessé, donner l'**hypagol** à dose purgative pendant deux ou trois jours consécutifs.

Surveiller le régime qui se composera de vert, si possible, ou de barbotage clair, avec, pour chacun, 20 grammes de crème de tartre.

Les *coliques dues à l'helminthiase* recevront un traitement approprié.

Coliques de faim. — Celles-ci s'observent sur les chevaux de l'armée surmenés, qui n'ont pas mangé depuis longtemps ; le cheval est abattu, son ventre est levretté ; elles disparaissent rapidement après administration de barbotages clairs.

Enfin les coliques de *péritonite, pleurésie, hépatite, néphrite, cystite, métrite*, etc., sont facilement diagnostiquées par les signes cliniques de ces affections ; elles disparaissent avec celles-ci.

Conjonctivite

Cheval. — Chien.

Il y a conjonctivite lorsque la muqueuse qui tapisse la face interne des paupières est le siège d'une inflammation plus ou moins intense. Cette coloration, cette inflammation particulière des muqueuses peut exister en dehors d'une affection locale, elle est alors une manifestation de divers troubles organiques ou fonctionnels, de désordres circulatoires, etc. ou encore le résultat d'un catarrhe infectieux, microbien.

Il y a, en général, kérato-conjonctivite c'est-à-dire que la conjonctivite grave fait participer à son état inflammatoire tout le globe de l'œil.

Dans la congestion de la muqueuse palpébrale, il y a du larmoiement et une forte démangeaison qui pousse l'animal à se frotter contre tous les objets à sa portée susceptibles de le calmer par ce frottement. Si la maladie s'aggrave, le larmoiement devient peut-être moins abondant, mais il change de nature et forme une chassie que l'on voit s'accumuler à chaque angle interne des yeux.

Lorsque par négligence de soins, de propreté, la chassie n'est pas fréquemment enlevée, son contact avec la cornée peut déterminer une ulcération de celle-ci ou bien, chose plus commune, l'entropion ou l'ectropion, surtout si la sécrétion muqueuse devient purulente comme dans le cas de conjonctivite de ce nom.

C'est surtout au cours de l'affection gourmeuse ou de la pasteurellose canine (maladie) que cette complication se présente ; il n'est pas rare alors de voir survenir une autre complication, la kératite ulcéreuse.

TRAITEMENT. — La conjonctivite simple, et *à fortiori* la conjonctivite purulente réclament de grands soins de propreté : des lavages à l'eau tiède boriquée, à l'eau de sureau légèrement lysolée.

1° Il faut dériver sur l'intestin au moyen de l'**Hypagol** donné à dose purgative.

2° Dans les cas où la conjonctivite semble être le résultat d'un état anémique ou du rachitisme, donner trois fois par jour :

Arséniate de fer,

Arséniate de strychnine,

Quassine,

1 granule de chaque.

3° Contre l'état ulcéreux, dans les cas de conjonctivite gourmeuse ou autre :

Sulfhydral,

Arséniate de soude,

1 granule de chaque, 6 fois par jour.

4° Faire dans les yeux de fréquentes instillations, après les lavages antiseptiques, avec l'une des préparations ci-après :

1° **Sulfate d'ésérine**.......... 1 centigr.

Chlorhydrate de cocaïne.. 1 centigr.

Eau blanche................. 20 gr.

Quand la démangeaison et la douleur sont très vives.

2° **Sulfate de zinc**........... 5 à 10 centigr.
   Sulfate d'atropine...... 0. 01 —
   Eau de roses.......... 20 gr.
   Teinture d'opium....... X gouttes.

Dans les cas graves et pour combattre la kérato-conjonctivite.

3° **Eau de sureau**.......... 30 gr.
   Teinture de cachou..... X gouttes
   Nitrate d'argent........ 0. 01 centigr.
   Crésyl................. 2 gouttes

4° Si la chronicité tend à s'établir, placer un séton au chien sur le cou, chez le cheval au poitrail ;

5° Faire à proximité de l'œil des applications réitérées de teinture d'iode, pommade mercurielle ou de vésicatoires, suivant la gravité du cas.

Régime rafraîchissant, soins hygiéniques.

Constipation

Chien. — Cheval

Caractérisée par la dureté des matières excrémentitielles et la difficulté de leur expulsion, la constipation s'observe d'une façon beaucoup plus accentuée chez le chien que chez le cheval.

Chez ce dernier, les crottins se montrent petits, moulés et recouverts d'une légère pellicule muqueuse alors même que la constipation n'est pas due à un état pathologique réel.

Le chien manifeste les mêmes symptômes de balonnement, tension et douleur ventrale légère, avec, en plus, quelques vomissements. A chaque effort de défécation, l'anus se renverse et sa muqueuse apparaît fortement colorée. Les excréments sont petits, durs, comme pierreux ; l'appétit est diminué, la soif plus vive.

TRAITEMENT. — 1° Modifier le régime ;

2° **Hypagol** à dose purgative, puis laxative pendant quelques jours ;

3° 3 fois par jour 1 granule de :

> **Arséniate de strychnine,**
> **Nitrate de pilocarpine,**
> **Quassine**.

4° Lavements émollients tièdes à la glycérine.

Convulsions vermineuses

Déterminées par la présence de vers dans l'estomac ou l'intestin, elles simulent l'épilepsie dont elles se distinguent cependant, par moins de durée de l'accès, une tension des membres, plus faible, une salivation, moins abondante. La présence de vers dans les excréments est d'ailleurs une indication précieuse.

TRAITEMENT. — (Voir *Helminthiase*.)

Cystite

Chien.

La cystite est due à la transmission inflammatoire du rein, à l'ingestion de liquides irritants, au froid, à la rétension d'urine etc. etc. Elle se présente aussi comme complication d'une maladie infectieuse ou de l'uréthrite. La cystite peut-être *aiguë* ou *chronique*.

Etat aigu, symptômes. — Il y a tristesse, fièvre, inappétence, douleurs ventrales, ténesme vésical, coliques, fréquentes envies d'uriner et difficulté de l'urination.

L'urine est rare. épaisse, foncée en couleur ; elle devient lactescente. et contient plus ou moins de pus, en même temps que des débris épithéliaux. La cystite peut envahir tout l'organe ou se limiter au col de la vessie. Son pronostic est grave en raison de complications possibles ; d'abcès pouvant s'ouvrir dans le péritoine et déterminer une péritonite mortelle, ou de gangrène.

État chronique. — A l'état chronique, les douleurs sont vagues, la miction plus ou moins difficile. Il y a raideur du train postérieur et des coliques intermittentes, coïncidant avec la difficulté d'uriner.

L'urine expulsée est fétide, blanchâtre. jaunâtre, et contient une certaine quantité de mucosités et de globules de pus.

TRAITEMENT. — 1º *Triade dosimétrique* contre la fièvre.

2º 2 fois par jour :

> **Uréol**, 1 cuillerée à café.

3º Contre les spasmes douloureux du col et l'hyperesthésie vésicale :

> **Chlorhydrate de morphine,**
> **Valérianate de quinine,**
> **Hyosciamine.**

4º Chez le mâle, badigeonnage du trajet uréthral avec :

> **Glycérine**.................... 20 gr.
> **Teinture de belladone**...... 10 gr.

Chez la femelle, injections vaginales (2 fois par jour) avec :

> **Sulfate neutre d'atropine**.....   0. 01 centigr.
> **Benzo-naphtol**................   0. 25   —
> **Eau distillée**................. 150.   gr.

Pour chaque injection.

5º Lavements émollients. — Bains généraux.

Etat chronique. — Même traitement.

1° Combattre la décomposition ammoniacale des urines par trois administrations par jour de :

Benzoate de soude,
Tannin.

1 granule de chaque

2° **Hydro-ferro-cyaniate de quinine**, contre la fièvre urineuse. **Uréol**, une cuillerée à café matin et soir,

3° Lait avec moitié ou 1/4 d'eau de Contréxeville ou Vichy.

Diarrhée

Comme la constipation, la diarrhée prononcée est très rare chez le cheval, en dehors des inflammations intestinales.

Elle est la conséquence : de l'alimentation, de l'absorption de matières irritantes, ou le symptôme d'une affection grave, d'origine souvent infectieuse. Elle s'obtient artificiellement par les purgatifs. Quelle que soit son origine, elle devient grave par sa persistance, en ce qu'elle entraîne à bref délai l'affaiblissement, la débilité du sujet. C'est le fait de l'entérite diarrhéïque des jeunes animaux.

Symptômes. — La diarrhée est constituée par une hypersécrétion des sucs intestinaux qui délaye les matières excrémentitielles, de sorte que celles-ci sont rejetées à l'état semi-fluide et en quantité plus abondante.

Lorsque l'expulsion de ces matières s'accompagne de contractions violentes des muscles abominaux, on dit qu'il y a *ténesme rectal* et que l'animal a des épreintes.

TRAITEMENT. — Faire de l'antiseptie intestinale par les :
Moyens suivants : 1° Donner 2 fois par jour.

Cheval

Salicylate de bismuth....... 25 gr.
Benzo-naphtol .... 2 gr.
Sulfhydral .... 15 granules.

Dans un peu de miel.

Chien

Salicylate de bismuth....... 5 gr.

Benzo-naphtol.............. 0 gr. 25 cent.

Sulfhydral .... 5 granules.

Dans 50 gr. d'eau albumineuse.

2° Contre le ténesme rectal.

Hyosciamine,
Chlorhydrate de morphine.

1 granule de chaque suivant indication.

3° Si la diarrhée est rebelle :

Décoction de tan pulvérisé...... 250 gr.

Teinture d'opium............... X gouttes.

Renouveler au besoin.

4° Comme boisson, eau de riz, eau amidonnée, thé.

5° Grande propreté des litières, lavage du sol avec de l'eau crésylée, lysolée, ou autre.

Doping

Nous plaçons ici, pour nous conformer à l'ordre alphabétique que nous avons adopté pour cet ouvrage, non pas une maladie, mais une pratique américaine qui a suscité, dans le monde sportif, une polémique d'une importance telle, que la Société d'encouragement a cru devoir nommer une commission à l'effet de faire une enquête et de rechercher les réactifs qui permettraient par l'examen de la sueur ou des déjections, de diagnostiquer sûrement l'emploi des substances toxiques et excitantes qui servent à doper l'animal.

Que signifie l'expression *doper un animal.*

C'est le mettre dans un état de surexcitation nerveuse, d'exaspération vitale qui lui permet d'accomplir, à l'allure du galop, un nombre de kilomètres, relativement énorme, en un temps sensiblement inférieur à celui qu'il emploierait à semblable course sans ces agents de la résistance musculaire.

Jean Romain, dans le *Sport Universel*, cite la formule suivante, comme ayant été employée à obtenir le Doping dans les différentes courses où le cheval a figuré avec succès :

Arséniate de strychnine. 0, gramme 25.
Caféine. 0,   —   50.
Sulfate de cocaïne. . . . . 1 gramme.

le tout, introduit dans une carotte creusée à cet effet, et administré au cheval quarante minutes avant la course.

Le rédacteur du *Sport* cite à l'appui des effets de la **cocaïne,** à laquelle il croit devoir attribuer une action prépondérante, le spectacle du cheval Huppé qui, dans la course de Deauville, a couvert sans arrêt, quatre-vingt kilomètres au galop.

Ce qui doit fixer notre attention, c'est que l'excitabilité générale avait atteint un tel degré, que le dit cheval ne fut arrêté que par sa chute dans un fossé et qu'il est mort, sans que l'on ait pu faire cesser le mouvement, la contractilité musculaire, dont il était atteint.

Ce fait fut rapproché par Louis Baume (dans la *France Chevaline*) de celui qui figura dans la *Revue internationale de Médecine Dosimétrique*, relativement à Fitz-Roya, gagnant du grand prix de Paris, cité par Légier, vétérinaire militaire, dans les termes suivants : « C'était à « prévoir ! L'**arséniate de strychnine** qui fut adminis- « tré à Fitz-Roya pendant les derniers mois du training, « devait accumuler dans l'organisme de ce cheval, une « énergie que ne saurait donner la gymnastique fonc- « tionnelle, l'alimentation et l'hygiène, envisagés même « dans leur ensemble. »

Légier termine en faisant des vœux pour que cet exemple soit suivi. Les événements prouvent péremp-toirement que cet appel a été entendu.

Les Américains ne seraient donc pas seuls respon-sables de la ruine des chevaux par des succès hâtifs et forcés.

A notre avis, l'incroyable énergie locomotrice présentée par le cheval Le Huppé, doit être surtout attribuée à la **strychnine** ; il peut se faire cependant, que l'action primitive, stimulante, de la **cocaïne** sur les centres nerveux, surtout sur le cerveau et les appareils musculo-moteurs unie à celle de la **strychnine** ait eu pour résultat une sorte de congestion cérébro-spinale, une sorte de vertige, qui seul expliquerait une course folle de quatre-vingt kilomètres ainsi que les convulsions cloniques qui ont accompagné la chute du cheval et ont persisté jusqu'à la mort du sujet.

De même, ces convulsions cloniques peuvent n'être que le résultat d'un excès d'excitation strychnique sur le pouvoir réflexe de la moelle épinière de laquelle dépend la contraction des fibres lisses! C'est là une question que nous ne saurions trancher.

Le fait de nous étendre sur la pratique sportive que constitue le Doping, est motivé par l'intervention thérapeutique de la **strychnine** à haute dose, alors que le principe dosimétrique prescrit des doses minimes et que, prenant exemple sur le cas de Fitz-Royat nous pouvons arriver à prouver, que notre méthode permet d'obtenir le même résultat, sans crainte d'empoisonnement et sans avoir à déplorer la perte de l'animal, comme le fait s'est produit pour le cheval Le Huppé.

Dourine

Maladie du coït

Cheval

Cette affection, très intéressante, a fait l'objet, de notre part, d'une communication très développée à la Société de Thérapeutique Dosimétrique, car nous la considérons comme essentiellement tributaire d'un traitement dosimétrique.

La dourine est une maladie contagieuse spéciale aux équidés, attribuée depuis les données les plus récentes de la science, à des trypanosomes, parasites du sang et qui se transmet par le coït.

Nous l'étudierons sur le cheval entier et la jument, bien que chez le mâle et la femelle cette maladie ne diffère que par les localisations sexuelles.

1ʳᵉ Période. — SYMPTÔMES — *Chevaux entiers*. — Apparition de vésicules sur la verge et la muqueuse uréthrale, engorgement du fourreau; lenteur et difficulté du coït. Les étalons se campent pendant un temps beaucoup plus prolongé qu'à l'état de santé et l'urination s'effectue avec douleur.

2ᵉ Période. — Il n'y a pas à ce moment de symptômes généraux; plus tard il y a prurit et ulcération de la peau sur laquelle se développent presque subitement des plaques cutanées bien délimitées, arrondies, en saillie sur la peau et siègeant dans l'épaisseur du derme, qui est induré: à leur niveau le tissu cellulaire est à peine infiltré d'une petite quantité de sérosité jaunâtre. Le poil qui les recouvre est hérissé, ce qui les fait paraître encore plus saillantes; elles ne sont ni chaudes, ni fluctuantes, mettent vingt-quatre heures environ à se développer, persistent de cinq à huit jours et disparaissent tout d'un coup, du soir au lendemain sans laisser de traces. Elles apparaissent et disparaissent ainsi, successivement, sur différentes parties du corps mais de préférence sur la croupe et la partie fuyante du flanc. On n'en voit jamais à la tête et aux régions inférieures des membres.

Un autre symptôme qui ne fait jamais défaut dans cette deuxième période, consiste dans une induration, précédée d'un engorgement des ganglions lymphatiques : de l'aine, du creux poplité, de l'entrée de la poitrine, de l'auge, etc.; ces ganglions, bien que notablement augmentés de volume, restent souples, insensibles et donnent à la palpation une sensation de mollesse plus accusée qu'à l'état normal.

On peut voir également survenir une toux sèche, quinteuse, comme celle de l'emphysème pulmonaire, due probablement à la compression des ganglions lymphatiques, et autres, hyperthrophiés ; elle persiste pendant quinze, vingt ou trente jours, puis disparaît.

Ce qui est surtout remarquable, c'est que l'animal continue toujours à maigrir. Même à l'écurie le sujet paraît souffrir ; la durée de ses appuis est moindre qu'à l'état normal ; il se couche fréquemment et se relève difficilement en poussant une expiration profonde et sonore.

3e Période. — Les symptômes s'aggravent, l'appétit devient plus capricieux ; la raideur du train postérieur s'accentue davantage ; bientôt il survient de la parésie par insuffisance de contractilité musculaire, puis une véritable paralysie. Cette paralysie peut porter sur certains muscles de la face, du tronc, des membres antérieurs, mais elle n'a jamais la même gravité et disparait ordinairement après avoir condamné, pendant quelques jours à l'impuissance, les régions sur lesquelles elles portent.

L'urine est beaucoup plus chargée de principes de désassimilation, mais on ne constate jamais la présence d'albumine ou de sucre.

Enfin, dernier fait important, on peut dire que la *dourine* est une maladie essentiellement apyrétique ; à aucun moment de sa longue évolution, on ne constate de fièvre ; la température oscille autour de la normale.

Chez la jument. — Des lésions locales se manifestent à la vulve ; écoulement catarrhal, gonflement œdémateux de la muqueuse et des lèvres, avec injection de ces parties. Formation de vésicules plus ou moins confluentes, qui s'ulcèrent et forment des plaies de mauvais aspect. Elles s'étendent aux fesses, constituant quelquefois des plaies à larges surfaces. Les ganglions s'engorgent, des abcès se produisent et, concurremment, la paralysie se montre avec des caractéres identiques à celle des étalons. Comme chez ces derniers, l'anémie, l'amaigrissement et l'épuisement amènent la mort.

Traitement. — 1° Toutes les heures, jusqu'à concurrence de huit administrations par jour :

> **Sulfhydral**............... 10 granules.
> **Iodoforme** .... 5 · —
> **Arséniate de fer**....... 5 —
> **Arséniate de strychnine** 1 —

ensemble.

L'**arséniate de fer**, l'**iodoforme** et le **sulfhydral** combattront l'éruption cutanée et l'invasion microbienne.

L'**arséniate de strychnine** aura pour effet de stimuler toutes les fonctions vitales et surtout de combattre la phlegmasie nerveuse, qui commence par la parésie, pour atteindre la paralysie complète.

2° Comme toniques adjuvants :

> **Quassine,**
> **Hydro-ferro-cyanate de quinine.**

3° Contre le ténesme uréthro-vésical :

> **Sulfate d'atropine,**
> **Chlorhydrate de morphine,**
> **Camphre monobromé.**

1 granule trois fois par jour.

4° La vulve, les testicules, la verge seront lotionnés au moyen de liquides antiseptiques, tels que :

> **Bisulfite de chaux**... 40 grammes.
> **Acide salicylique**.... 5 —
> **Bora-borax** .... 20 —
> **Eau** .... 1000 —

5° **Hypagol** à dose journalière de 150 grammes, donné à jeun dans un barbotage, aussi longtemps qu'il sera nécessaire pour entretenir la laxativité.

Dysenterie (*Voir Entérite*)

Eclampsie

Chienne.

L'éclampsie se rapproche, par ses manifestations, de l'épilepsie et des convulsions vermineuses. C'est une affection à pronostic grave, qui survient quelque temps après la mise bas, surtout lorsque l'accouchement a été laborieux.

Symptômes. — Lorsqu'elle doit se produire, la femelle parait abattue et ne s'occupe que faiblement de sa progéniture ; elle reste couchée dans un état de faiblesse manifeste. Un ou deux jours après, plus ou moins, ce calme fait place à une agitation soudaine. L'animal s'agite, des convulsions cloniques s'emparent de tout son corps.

Il y a dilatation des pupilles, agitation des mâchoires et abolition de la sensibilité. La tête est renversée et la salive, sécrétée en abondance, est rendue mousseuse par les mouvements réitérés des mâchoires. Abandonnée à elle-même, la maladie se termine le plus fréquemment par la mort.

Traitement. — Nous avons eu l'occasion de traiter trois cas d'éclampsie avec succès, par l'administration de 10 à 20 grammes de sirop de chloroforme effectuée avec deux heures d'intervalle.

Nous conseillons : tous les quarts d'heure, jusqu'à effet, 1 granule de chacun des sels suivants :

Bromure de camphre,
Bromhydrate de cicutine,
Valérianate de morphine.

Injections de sérum artificiel.

Eczéma

Cheval. — Chien.

Cette affection cutanée présente un état aigu et chronique.

ETAT AIGU. — *Cheval.* — Il se manifeste de préférence sur les partie du corps qui sont en contact avec les harnais, par une éruption de papules ou vésico-papules, dures, disséminées irrégulièrement et de la grosseur d'une lentille. Elles s'affaissent au bout d'un certain temps et sont remplacées par des croûtes, qui tombent, en entrainant avec elles le poil qui recouvrait leur étendue ; parfois l'éruption a lieu sur les membres.

ETAT CHRONIQUE. — Sur la tête, l'encolure, le dos, les cuisses, la peau est épaissie, recouverte de croûtes écailleuses épidermiques, ou bien elle est unie et glabre.

ETAT AIGU. — *Chien.* — Il y a rougeur des parties où les poils sont en petite quantité, comme la face interne des cuisses ; puis l'affection gagne le ventre, les coudes. les flancs, le tour des yeux, l'extrémité du nez. Chez les chiens qui sont mal nourris et manquent d'hygiène, l'éruption est papuleuse, puis vésiculeuse, discrète ou confluente, avec formation de croûtes comme nous l'avons signalé chez le cheval, croûtes qui tombent en entrainant également le poil.

ETAT CHRONIQUE. — A l'état chronique l'eczéma se localise au dos, aux reins, à la base de la queue ; la peau se montre épaissie, comme chagrinée et écailleuse.

ECZÉMA RUBRUM (mal rouge). — Fréquent chez le chien de meute et autres, lorsque celui-ci reçoit une nourriture abondante et très alibile. L'usage continu de la viande rôtie et même crue la détermine, chez les chiens d'appartements, de restaurateurs, raison pour laquelle nous avons toujours conservé une exclusivité absolue de ce régime.

SYMPTÔMES. — Il y a rougeur très accentuée de la peau : au plat des cuisses, aux flancs, aux aînes ; la démangeaison est vive, la peau s'enflamme davantage sous l'action du grattage réitéré, au cours duquel les phyctènes sont crevées et remplacées par des excoriations assez étendues.

L'affection persiste longtemps et la plupart du temps devient incurable, si une modification de régime et un traitement énergique ne lui sont pas immédiatement opposés.

TRAITEMENT. — 1° **Hypagol** à dose purgative.

2° Contre l'éruption et pour combattre l'hyperesthésie cutanée :

> **Arséniate de soude**,
> **Sulfhydral**,
> **Vératrine**.

1 granule de chaque toutes les heures (huit fois par jour).

3° Lotions cutanées tièdes avec :

> **Eau**............... 1 litre.
> **Crésyl**........... 10 grammes.

suivies d'applications de :

> **Glycérine iodée**,
> ou **Poudre de tannoforme**,
> **Dermatol**.

4° (chez le chien) **Bains sulfureux**.

Nota. — Les démangeaisons, le prurigo, la dermatite se traitent de la même façon.

Emphysème pulmonaire

Cheval. — Chien.

L'emphysème pulmonaire (pousse chez le cheval) est constitué par une infiltration anormale de l'air dans le tissu pulmonaire, ou la dilatation des vésicules, qui peuvent présenter, d'après Stommer, jusqu'à dix fois leur volume normal.

Le poumon emphysémateux ne s'affaisse plus ; son parenchyme a une couleur pâle et crépite sous la pression des doigts.

Cette affection est fréquente, chez le cheval, à la suite d'efforts réitérés de traction, et se présente aussi comme complication d'une pneumonie ou plutôt encore d'une bronchite grave.

C'est à la vieillesse et à cette dernière complication qu'il faut, à peu près exclusivement, l'attribuer chez le chien.

Symptômes. — La respiration est accélérée ; le flanc s'abaisse d'abord avec un mouvement brusque (coup de fouet) et l'expiration s'achève lentement. L'essoufflement survient après un exercice, même modéré, de sorte que l'animal, surmené, surtout au moment des chaleurs, peut tomber suffoqué d'une façon soudaine.

Il y a une petite toux sèche, avortée, quinteuse ; un jetage séreux, clair et peu abondant.

Chez le chien. — La toux est plutôt un ronchonnement périodique, mais continuel ; l'animal compense l'insuffisance du fonctionnement pulmonaire par une respiration buccale.

L'auscultation fait percevoir des râles crépitants quelquefois humides, du râle sibilant. La percussion donne une résonnance exagérée de la cage thoracique.

Chez le cheval, l'emphysème pulmonaire est un vice rédhibitoire ; il présente trois degrés ; la guérison ne peut guère être obtenue qu'au premier degré.

Traitement.— 1º Aliments alibiles et peu encombrants avoine, barbotage.

Divers médicaments allopathiques ont été préconisés :

1º M. Cantiget ordonne une administration quotidienne de *30 à 40 grammes de poudre de Marron d'Inde.*

2º On emploie également la *Virescotine* à dose de une

cuillerée à café par jour (le matin), pour un cheval de moyenne taille ; une demi-cuillerée pour les petits, et cela pendant un mois sans arrêt.

3° Nous réservons toute notre confiance au traitement dosimétrique suivant, qui aura l'avantage de combattre à la fois l'état pulmonaire et calmera les accès d'asthme, toujours dangereux :

Arséniate de soude,

Arséniate de strychnine,

Hyosciamine,

Lobéline.

1 granule de chaque toutes les trois heures, si le traitement doit être prolongé longtemps, comme cela arrive dans la majorité des cas, et tous les quarts d'heure s'il y a quinte et toux spasmodique (accès d'asthme chez l'homme).

Entérite

Cheval. — Chien.

C'est l'inflammation de la muqueuse des intestins et surtout de l'intestin grêle, déterminée par une mauvaise alimentation, l'ingestion de substances irritantes, de boissons glacées ou dépendant : d'un état général infectieux, de l'irritation produite par la présence d'un grand nombre de parasites (Helminthes) dans le tube intestinal.

L'entérite présente un *état aigu et chronique* ; elle peut être *diarrhéique, dysentérique, toxique, infectieuse* (pasteurellose, charbon, peste, surra, etc.).

Entérite aiguë. — Symptômes. — *Chez le cheval.* — Diminution de l'appétit ; ventre rétracté, coliques, injection des muqueuses, fièvre ; constipation avec crottins coiffés ou rejet d'aliments non digérés, à laquelle succède la diarrhée avec ténesme rectal.

Chez le chien. — Vomissements, faiblesse générale,

fièvre, constipation ; salive épaisse, langue blanchâtre, jaune ou rouge livide ; soif vive, appétit nul ; sécheresse du nez : diarrhée plus ou moins prononcée succédant à la constipation.

Chez cet animal, il y a le plus souvent gastro-entérite, mais l'un de ces organes est toujours plus affecté. Quand l'entérite domine, le ventre est plus tendu et plus douloureux.

Entérite chronique. — *Chez le cheval.* — Digestion irrégulière, appétit capricieux avec quelques accès de coliques sourdes.

Chez le chien. — Vomissements fréquents, alternatives de diarrhée et de constipation, appétit capricieux.

La gastro-entérite est une manifestation fréquente de la maladie du jeune âge.

Entérites diarrhéique et dysentérique. — Elles sont caractérisées par une expulsion abondante d'excréments clairs, jaunâtres, liquides très odorants qui, lors de dysenterie, sont simplement striés ou mélangés d'une certaine quantité de sang. Il arrive même que le sang est rejeté en nature, alors les coliques et les épreintes qui accompagnent la défécation sont beaucoup plus prononcées et le pronostic plus grave.

La dysenterie est le plus souvent de nature microbienne et infectieuse.

Entérite couenneuse ou pseudo-membraneuse. — Dans l'entérite couenneuse, les coliques sont moins vives, plus sourdes ; un caractère typique est l'expulsion de fausses membranes épaisses, blanchâtres, jaunâtres, coiffant les excréments d'une couche enveloppante et mélangée à travers d'eux.

Elle peut s'accompagner d'hémorrhagie et déterminer comme l'entérite dysentérique, un dépérissement, plus rapide encore, entraînant la mort à bref délai.

Traitement. — *Entérite aiguë.* — *Cheval* : 1° Saignée, révulsifs, **hypagol** ;

2° Boissons émollientes, mucilagineuses ;

3° Calmer la douleur intestinale et le ténesme rectal par :

Hyosciamine,

Chlorhydrate de morphine,

1 granule de chaque trois ou quatre fois par jour ;

4° Lavements à la glycérine donnés tièdes ;

5° Frictions sèches sur l'abdomen, ou avec le vinaigre chaud, alcool camphré, etc., fomentations.

Chien : Même traitement.

Entérite chronique : 1° **Hypagol** en administration bi-journalière (150 grammes, cheval) ; (50 grammes, chien) ;

2° Quatre fois par jour, ensemble :

Arséniate de fer	5 granules
Quassine	5 —
Arséniate de strychnine	1 —

Crême de tartre (30 grammes) dans deux barbotages journaliers. Lait.

Dans l'entérite infectieuse (diarrhéique ou dysentérique) :

	Cheval	Chien
Tannin	10 granules	2 granules
Ergotine	6 —	1 —
Sulfhydral	10 —	2 —
Chlorhydrate de morphine	1 —	1 —

4 fois par jour, à deux heures d'intervalle.

Dans l'entérite couenneuse :

	Cheval	Chien
Quassine	10 granules	5 granules
Arséniate de strychnine	1 —	1 —
Pilocarpine	10 —	2 —
Iodoforme	5 —	1 —

4 fois par jour, à deux heures d'intervalle.

Cheval. — Boissons avec, pour un litre, 20 grammes de **bicarbonate de soude.**

Chien. — Lait et eau de Vichy exclusivement.

Hypagol (chez les deux) à dose laxative, suivant indication. — (Sérum de Hayem).

Épilepsie

Cheval. — Chien.

Cette affection, très rare chez le cheval, est au contraire assez fréquente chez le chien, qui la présente généralement comme complication de la maladie du jeune âge ; elle survient cependant, sans qu'il soit possible de fixer son étiologie. Elle est héréditaire ; les auteurs distinguent une épilepsie *psychique, corticale, médullaire, périphérique, symptomatique,* etc.

SYMPTÔMES. — Chez l'homme, l'accès est précédé d'une certaine gêne ; d'abattement, de fatigue générale qu'on appelle *auréa-épileptica.* Il est probable que nos animaux éprouvent quelque chose de semblable, car s'ils sont au travail, on les voit ralentir leur allure, puis s'arrêter et se coucher.

En général, l'attaque d'épilepsie survient brusquement ; les animaux restent debout, surtout s'ils sont arrêtés au début des troubles locomoteurs. Dans d'autres cas, ils tombent comme foudroyés et dans un état d'excitation et de motilité, mettant en véritable contraction tétanique tous les muscles de la vie de relation.

C'est surtout sous l'action de cette contraction brusque, qu'a lieu la chute sur le sol ; puis surviennent des contractions cloniques, des soubresauts, des mouvements d'agitation de tous les rayons osseux. Les membres s'allongent et se resserrent alternativement ; les mâchoires s'ouvrent et se referment, éprouvent des mouvements de déduction (grincements de dents). Il y a pirouettement ou renversement du globe de l'œil ; salivation abondante, que l'agitation des mâchoires rend mousseuse.

Souvent au cours de ces accès, il y a émission de tous

les produits de sécrétion, excréments, même liquide spermatique, etc...

Chez le cheval, les accès durent de quatre à cinq minutes, après quoi, l'animal reste immobile, regarde autour de lui d'un air hébété, et semble se réveiller.

Chez le chien, l'épilepsie revêt souvent une forme aiguë beaucoup plus grave ; les accès surviennent cinq, six, dix fois dans la journée et durent plus longtemps que d'ordinaire.

Avec la fréquence et la durée des accès, la mort devient plus fréquente, soit par arrêt des phénomènes mécaniques de la respiration, soit que les animaux roulent dans un précipice ou se jettent dans le feu.

Il importe dans le diagnostic différentiel, de bien séparer l'épilepsie des affections diverses, telles que la chorée, les convulsions vermineuses, ou dentaires, dont les manifestations symptomatiques sont presque identiques, mais que nous avons différenciées au cours de cet ouvrage.

ETAT CHRONIQUE. — A l'état chronique, les accès sont moins prononcés, d'une fréquence et d'une durée moindre ; mais souvent aussi, elles surviennent après une excitation même légère. Leur manifestation réitérée, entraine l'épuisement, la consomption, et, comme à l'état aigu, la mort survient, soit par asphyxie, soit par apoplexie cérébrale.

L'épilepsie est cependant susceptible de guérison, malgré la gravité persistante de son pronostic.

TRAITEMENT. — Il importe d'agir dès les premières manifestations symptomatiques.

1° On administrera :

Bromhydrate de cicutine,
Valérianate de quinine,
Bromure de camphre,
Chlorhydrate de morphine,

1 granule de chaque, trois fois par jour, pendant huit

jours consécutifs ; puis on renouvellera cette administration suivant la marche de la maladie ;

2° **Hypagol** à dose purgative, tous les deux ou trois jours.

Fièvres en général

Défervescence. — Jugulation.

La fièvre est un état caractérisé par l'élévation anormale de la température du corps, par l'activité des combustions organiques et l'accélération des battements du cœur.

On a beaucoup discuté sur la pathogénie de la fièvre ; considérée par les uns comme une réaction bienfaisante de la nature luttant contre la maladie, comme une opération naturelle ayant pour but de faciliter l'expulsion des matériaux nuisibles, accumulés ou introduits dans l'organisme.

D'autres lui attribuent une origine nerveuse provenant, soit de l'excitation du grand sympathique, soit de la paralysie d'un centre nerveux modérateur qui serait placé à l'union du bulbe et de la protubérance. Pour certains, la fièvre serait le fait d'agents pyrétogènes, jouissant de la propriété d'activer par leur présence les processus nutritifs.

Qu'on admette la première de ces théories pathogéniques ou qu'on les accepte toutes deux, en les combinant, ce qu'il y a de certain, c'est que la fièvre, qu'elle soit essentielle ou symptomatique, est toujours un signe de faiblesse. Par conséquent, chaque fois que la fièvre éclate, le devoir du médecin est de soutenir la force vitale pour l'aider à éteindre l'incendie qui vient de se déclarer, et de là le cri de guerre des dosimètres : *La fièvre, voilà l'ennemi.*

Le médecin méconnaît-il son devoir ; la défervescence c'est-à-dire la disparition des symptômes de la fièvre n'en peut pas moins finir par se produire d'une façon naturelle, grâce à la force vitale seule, sauf à être tantôt rapide, tantôt lente.

Si elle est rapide, si elle survient dans un laps de temps de douze à vingt-quatre heures, nous l'appelons crise, parce qu'elle s'accompagne de phénomènes, dits critiques par les anciens, et consistant ordinairement en : sueurs, urines abondantes, etc. Si elle est lente, elle affecte le type progressif et continu, soit le type *rémittent.*

Dans tous les cas, lorsque la défervescence se fait uniquement sous l'action de la force vitale, il est à craindre qu'il ne s'établisse des lésions organiques de nature à compromettre sérieusement la santé du sujet, dans l'avenir, résultat hélas ! trop fréquent de la méthode expectante.

Un allopathe d'autrefois aurait recours aux antiphlogistiques (diète, saignée, calmants), partant de ce principe qu'il faut affaiblir le malade pour réduire la maladie. L'allopathe d'aujourd'hui s'étant aperçu que beaucoup de malades pâtissaient cruellement de l'ancienne médication, s'est rejeté sur les contro-stimulants, les altérants et les antipyrétiques récemment préconisés. Mais lui encore, affaiblit le malade en appauvrissant le sang. Son prédécesseur ne pouvait pas tirer profit des admirables découvertes de Claude Bernard sur les nerfs vaso-moteurs, ne les connaissant pas ; lui n'en tire pas davantage profit, quoique les connaissant. Ces découvertes éclairent pourtant d'une façon merveilleuse la question de la défervescence.

Les voici, d'après Mathias Duval :

Il existe deux espèces de nerfs vaso-moteurs, les *vaso-constricteurs* et les *vaso-dilatateurs*. Or, l'expérience démontre qu'il a deux ordres de phénomènes en rapport avec les deux actions vaso-motrices, c'est-à-dire que les nerfs dilatateurs sont en même temps *calorifiques*, tandis que les constricteurs sont *frigorifiques*.

Le système nerveux semblerait donc au premier abord, n'atteindre que la calorification, comme la nutrition, que par l'intermédiaire de la circulation. Mais les expériences de Claude Bernard l'ont conduit à admettre une action du grand sympathique différente de l'action vaso-motrice et qui a pour conséquence une suractivité dans les échanges chimiques avec production directe de calorique. Inversement et ce n'est pas seulement pour qu'ils rétrécissent les vaisseaux que les nerfs vaso-constricteurs produisent le froid ; c'est pour qu'ils répriment et ralentissent le mouvement chimique de nutrition. En un mot, indépendamment de l'action vaso-motrice, le grand sympathique exerce une action thermique, *calorifique* par les vaso-dilatateurs, *frigorifique* par les vaso-constricteurs.

Il y a donc dans la fièvre une excitation du grand sympathique, amenant la paralysie des vaso-moteurs et une élévation anormale de la température du corps, due tout à la fois à cette paralysie et à l'action calorique propre du système nerveux ganglionnaire. C'est, par conséquent, à tonifier le système nerveux et à faire cesser la paralysie des nerfs moteurs que nous devons avant tout nous attacher. Certains alcaloïdes nous aideront admirablement à atteindre ce but, car ils seront, pour la force vitale, aux prises avec le mal, non de dangereux ennemis comme les agents allopathiques, mais de précieux auxiliaires. Ces alcaloïdes sont la **strychnine**, la **digitaline**, l'**aconitine**, l'**hyosciamine**, la **quinine**, la **morphine**, la **codéine**.

Les trois premiers forment la **trinité dosimétrique défervescente.** Pour les administrer, on prescrit un granule de chaque, de quart d'heure en quart d'heure ou de demi-heure en demi-heure jusqu'à disparition des symptômes fébriles.

Quant à la **morphine** et la **codéine,** elles sont employées à titre de variante contre l'élément douleur.

L'hyosciamine est destinée à combattre les spasmes ; la **quinine** et ses sels, pour triompher de l'intermittence.

Dans tous les cas, que la fièvre dépende d'un agent

pyrétogène, ou non, il faudra combattre la constipation par l'**hypagol**.

Enfin, les révulsifs divers à action plus ou moins énergique complèteront le traitement dosimétrique, qui, rigoureusement appliqué, peut facilement obtenir la *défervescence* et, mettre obstacle à la formation des lésions organiques, en d'autres termes, *juguler la fièvre* (1).

Fièvre typhoïde

*Pasteurellose du cheval. — Pneumonie infectieuse. —
Influenza.*

La fièvre typhoïde, pasteurellose du cheval, est une maladie épizootique, déterminée par une *pastorella*, isolée par Lignières, et qui longtemps a été attribuée à des causes aussi nombreuses que diverses, comme : les variations atmosphériques, l'abus des fourrages artificiels ou altérés, l'insalubrité des logements, l'insuffisance d'aération de ceux-ci, etc., etc. La contagion, une fois la maladie développée, joue un grand rôle dans sa propagation, ainsi que l'a démontré Trasbot en 1872-73 ; celle-ci s'effectue par exhalations pulmonaire et cutanée et, peut être aussi, par les autres sécrétions. L'affection typhoïde apparait souvent, dans un cercle restreint, sans qu'on puisse établir la transmission du dehors et expliquer pourquoi ; dans les mêmes conditions d'hygiène et sous l'influence du même traitement des cas d'égale intensité sont mortels 90 fois sur cent, alors que le pour cent de mortalité est relativement faible d'autres fois.

SYMPTÔMES. — Lorsque la fièvre typhoïde se déclare dans une écurie il est très rare que tous les animaux n'en soient pas atteints ; mais son apparition se fait souvent avec 8, 10, 15 jours d'intervalles. Parfois, néan-

---

(1) D⁰ Salivas (*Guide alcaloïdothérapique*).

moins elle survient d'une façon brusque, sur la presque totalité des animaux, dans les 24 ou 48 heures.

Dès le début le diagnostic est difficile parce que les manifestations sont peu nettes et peuvent tout aussi bien appartenir à une affection pulmonaire ou intestinale simple.

FORME SURAIGUE. — Tristesse, inappétence, prostration très accentuée (caractéristique), fièvre, température 40° 41° (Adam dit l'avoir vu atteindre 43° 7) ; pouls 80 à 100 ; respiration 20 à 40 par minute ; battements du cœur tumultueux, reins raides ; conjonctive oculaire infiltrée, tuméfiée d'un rouge safrané avec pétéchies, larmoiement, bouche sèche, muqueuse buccale rouge foncé, gencives bordées d'un liseré violacé. La mort survient en 24-36 heures.

FORME AIGUE. — Symptômes moins intenses, abattement moins prononcé ; la résolution survient en 5 à 8 jours et s'annonce par la chute des phénomènes fébriles, la décoloration des muqueuses, le retour de l'appétit et de l'excitabilité, la disparition des phénomènes pulmonaires et intestinaux.

COMPLICATIONS PULMONAIRES. — Ces complications surviennent 48 heures ou plusieurs jours après l'apparition des premières manifestations typhoïdes. Les symptômes fébriles apparaissent avec leur apanage habituel ; la respiration est courte, accélérée, la toux rare, faible. Il y a exagération du murmure respiratoire, râles crépitants puis matité d'un ou des deux côtés (pneumonie double), à ce niveau les râles crépitants sont unis au souffle tubaire ou bien il y a silence jusqu'à une certaine hauteur avec matité à la percussion (pleurésie typhoïde). Quelques jours après la résolution survint, avec râles crépitants de retour, etc., etc., ou bien des symptômes de gangrène pulmonaire entraînant la mort par intoxication putride. Le jetage muco-purulent devient épais et infect.

COMPLICATIONS INTESTINALES. — La forme intestinale se trahit par un faciès grippé, des coliques sourdes pouvant devenir violentes ; le ventre est douloureux, parfois rétracté mais le plus souvent ballonné. Il y a des alternatives de diarrhée et de constipation ; dans l'un et l'autre cas, les matières excrémentitielles sont enveloppées d'un enduit muqueux ou baignées dans un liquide odorant mélangé de mucosités, de pus et parfois de sang. Urines rares, colorées, sanguinolentes, miction douloureuse, vertige etc., etc.

TRAITEMENT. — Il importe dès le début de combattre la fièvre, l'état adynamique et infectieux.

1° Dérivation au moyen de frictions sinapisées réitérées ou des sinapismes à demeure, si l'on a affaire à une pneumonie, pleurésie ou broncho-pneumonie.

2° *Triade antifébrile* tous les 1/4 d'heure.

3° Contre les manifestations broncho-pulmonaires :

Arséniate de strychnine..... 1 granule
Sulfhydral.................... 5 —
Codéïne...................... 5 —
Pilocarpine.................. 5 —

Ensemble toutes les heures.

4° Comme antiseptie intestinale et pour combattre la forme, le genre de complications intestinales et les coliques.

Toutes les demi-heures :

Chlorhydrate de morphine..... 1 granule
Benzo-naphtol................ 5 —
Iodoforme.................... 1 —
Vératine..................... 1 —

5° Fumigations au goudron, lysol, crésyl, térébenthine.

6° Lavements froids, boissons fraiches.

7° *Régime*. — Barbotages de son et farine dans lesquels on mettra chaque fois (2 par jour), 50 grammes d'**Hypagol**.

Comme boisson lait étendu de moitié d'eau et contenant 20 grammes par litre de **Bicarbonate de soude.**

8° S'il y a dysenterie :

Hyosciamine,

Tannin,

Salicylate de bismuth.

Ensemble, 1 granule toutes les heures.

Moyens prophylactiques. — Veiller avec soin sur la pureté de l'eau des boissons, sur la qualité et l'état des fourrages, sur la tenue des litières, le voisinage des fosses à fumier, la nature du sol plus ou moins imprégné de matières organiques.

Eviter la contagion par l'isolement des malades dans une écurie spacieuse ; au besoin sous un hangar.

Après une épidémie, toutes les litières devront être enlevées, l'écurie lavée à grande eau et désinfectée au crésyl, lysol, phénol etc.

Même précaution pour les harnais, licols, rateliers, mangeoires et bas-flancs.

Les murs et les plafonds seront badigeonnés à la chaux et l'aération de l'écurie sera effectuée pendant 3 ou 4 jours, avant qu'elle soit occupée à nouveau par des chevaux sains.

Gastrite

Chien.

Nous avons fait observer que l'entérite existait généralement avec des smptômes de gastrite, chez le cheval comme chez le chien ; cependant, chez ce dernier, la gastrite se présente assez fréquemment seule ou avec une participation si faible de l'intestin à la phlegmasie digestive, que nous avons cru devoir la décrire séparément chez cet animal. Elle peut être aiguë ou chronique.

Symptômes. — *Gastrite aiguë.* — Tristesse, abattement, pouls dur, accéléré, respiration vive et plaintive,

soif ardente. Muqueuse buccale et gengivale rouge.
boursoufflée ; langue fuligineuse rouge sur ses bords:
haleine fétide.

Les aliments sont d'abord supportés avec difficulté,
puis rejetés par des vomissements fréquents que l'irritation stomacale et l'intolérance de cet organe rendent
spasmodiques et douloureux. Les efforts accomplis à
l'état de vacuité du réservoir stomacal finissent par déterminer des ruptures capillaires qui teintent les aliments ou simplement les mucosités rejetées d'une légère
strie sanguinolente.

Le chien atteint de gastrite recherche pour se coucher
les endroits frais ou humides ; il effectue le décubitus
sternal de façon à mettre la région gastrique en contact avec cette fraîcheur qui lui procure un soulage-
ment.

Etat chronique. — A l'état chronique, les douleurs
stomacales sont moindres, les efforts de vomissement
plus rares et moins spasmodiques, mais l'appétit reste
capricieux, la digestion difficile et, partant, l'assimilation incomplète amène le dépérissement, la maigreur.

TRAITEMENT. — La gastrite due à l'absorption ou
préhension de substances irritantes, a une conséquence
variable suivant que cette irritation est modérée ou
s'accompagne d'empoisonnement. La mauvaise qualité
des aliments n'a qu'un effet passager qui disparaît
avec un changement de régime. En cette circonstance
et même dans tous les cas, le *régime lacté* acquiert
toute son importance. Il doit être d'autant plus mis à
profit, que le lait est quelquefois seul supporté, bien
que dans beaucoup de cas il se caille dès son arrivée
dans l'estomac, sous l'influence des sécrétions acides ;
aussi est-il généralement administré soit avec une
dizaine de grammes de chaux par litre ou 20 grammes de
bicarbonate de soude.

L'**Hypagol** doit être administré journellement jusqu'à
obtention d'une purgation que l'on entretient ensuite
par des doses laxatives, suivant indication.

On donnera avant chaque repas 1 granule de chacun des sels suivants :

Pepsine,
Quassine,
Arséniate de strychnine.

auxquels on ajoutera, pour arrêter l'hématèse et les spasmes :

Sous-nitrate de bismuth,
Morphine,
Cocaïne.

1 granule de chaque trois fois par jour.

Contre l'état chronique :

Trois fois par jour 1 granule de :

Arséniate de fer,
Arséniate de strychnine,
Lactate de fer.

Lait, viande crue, huile de foie de morue, soupes d'herbes, etc., etc.

Gourme

Cheval.

Maladie contagieuse spéciale au cheval, déterminée par le streptococcus équi, à la fois aérobie et anaérobie, et qui se manifeste par des inflammations des voies respiratoires ; angine, bronchite, pneumonie, ayant des caractères spéciaux, dont les plus saillants sont une tendance à des sécrétions purulentes, à des complications de gangrène que ne présentent pas ces inflammations à l'état ordinaire. La gourme s'observe à peu près exclusivement sur les animaux jeunes, à la période où, comme chez le chien pour la maladie du jeune âge, le cheval passe de la jeunesse à l'adolescence ; en un mot c'est une maladie transitoire facilitée par l'ambiance.

SYMPTÔMES. — L'engorgement glandulaire de l'auge et

de la région parotidienne est beaucoup plus prononcé que dans l'angine pharyngo-laryngée commune et l'abcédation s'effectue plutôt que la résolution. La complication qui consiste dans la réplétion des poches gutturales est à peu près exclusivement le fait de l'état gourmeux.

La bronchite et la pneumonie qui peuvent survenir sont caractérisées par leur tendance catarrhale. Il peut survenir une inflammation érysipélateuse de la peau et du tissu conjonctif sous-cutané de la tête ; des lymphangites purulentes, un cornage qui peut persister après guérison.

La mort survient par gangrène du poumon, par infection purulente, lorsqu'elle n'est pas déterminée par l'ouverture d'un abcès dans la cavité pleurale.

Des arthrites, des synovites se montrent souvent pendant l'évolution de la gourme catarrhale.

La *gourme septicémique* se montre d'emblée sous cette forme et se caractérise par des accidents congestifs siégeant sur la peau, les muqueuses ou dans les organes intérieurs.

On peut également observer des manifestations cutanées analogues à l'anasarque, ainsi que de la congestion intestinale se manifestant par des coliques sourdes, souvent compliquées d'invagination.

Traitement. — Chaque manifestation viscérale sera traitée par les moyens que nous indiquons pour chacune d'elles ; mais il faudra insister sur la **strychnine** et le **sulfhydral** auquel on adjoindra l'**iodoforme** comme antiseptique.

La liberté et l'asepsie intestinales seront obtenues par l'**hypagol** associé aux autres antiseptiques intestinaux comme le **salol**, l'**hyposulfite de soude**, le **benzo-naphtol**, etc.

Fumigations antiseptiques.

Couvertures en rapport avec la saison. Barbotages de son et farine d'orge. Faciliter le fonctionnement de la peau par des frictions à la brosse de chiendent. Désinfection de la litière et changement fréquent de celle-ci.

Isoler les malades en raison de la contagiosité de l'affection.

Helminthiase

Cheval. — Chien.

L'helminthiase est constituée par la présence, dans l'estomac ou l'intestin, de parasites divers, dont le séjour, dans ces cavités, en quantité insignifiante, ne donne lieu à aucun trouble ni manifestation symptomatique, mais dont l'accumulation entraîne une entrave à leur bon fonctionnement et des phénomènes réflexes, tels que les convulsions vermineuses chez le chien, les coliques vermineuses avec vertige, chez le cheval.

SYMPTÔMES. — (Voir *Convulsions vermineuses*, chien).

Cheval. — Les symptômes peuvent passer inaperçus ; d'autres fois, il y a des manifestations d'entérite chronique ; l'appétit est capricieux, les animaux se frottent la queue contre les parois de la stalle. Il y a des accès épileptiformes ou de vertige, mais peu accentués ; des crampes stomaco-intestinales. Parfois, les parasites réunis en grand nombre, perforent l'intestin et déterminent l'entérite hémorrhagique. Ces parasites sont : le *tœnia serrata*, le *tœnia bordé*, le *tœnia inerme*, l'*ascaris lombricoïde*, chez le cheval. Chez le chien : les *tœnias echinococcocus, canica, lagopodis*, le *pentastome tenioïde*, l'*ascaris marginita*, le *strongylus gigantéus*, etc.

TRAITEMENT. — Donner le premier jour :

Kousseïne,

Santonine,

Pelletiérine.

1 granule de chaque, trois fois dans les douze heures.

Deuxième jour. — **Hypagol,** 250 grammes.

Troisième jour. — Même administration des helmin-thiques ci-dessus.

Quatrième jour. — **Hypagol**. 250 grammes.

Si le résultat n'est pas obtenu par cette première phase médicale, recommencer huit jours après.

D'après le docteur Toussaint, le purgatif doit-être administré 1 heure après le ou les anthelminthiques pour assurer davantage l'expulsion des parasites.

Hémoglobinurie

Cheval.

C'est une congestion de la moelle qui se caractérise par une paraplégie soudaine, avec émission d'urine foncée, et anatomiquement par une altération des globules rouges du sang (dans lesquels, il y a dissolution de l'hémoglobine) avec lésions et congestion de la moelle, dégénérescence nerveuse, musculaire, rénale, probablement due à un état microbien.

Symptômes. — Raideur de l'arrière-main qui se recouvre de sueur, avec boiterie d'un membre postérieur, s'accompagnant de coliques passagères; le cheval tombe sur le sol et s'agite, puis émet une certaine quantité d'urine présentant une couleur café, en raison des principes colorants du sang qu'elle contient Les symptômes s'aggravent avec assez de rapidité, la paraplegie s'accentue, et la mort survient parfois en vingt-quatre heures. Quelquefois les symptômes sont beaucoup moins accentués, et la paraplégie se restreint à une parésie, une faiblesse du train postérieur, avec émission d'urine foncée.

Traitement. — 1° Hydrothérapie, réfrigération des reins;

2° Lavements additionnés de teinture de noix vomique;

3° Injections de pilocarpine et vératrine, ou administration toutes les heures de :

Arséniate de strychnine,
Arséniate de fer,
Quassine.

1 granule de chaque.

4° Frictions, révulsives ou sinapisées.

Herpès

Cheval. — Chien.

L'herpès est une affection cutanée d'origine parasitaire ou non parasitaire. La première est due au trycophiton tonsurans ou épilans ; elle est rare chez le chien et se manifeste par l'apparition de points rouges érythémateux, de vésicules, des pustules ou des squames, avec démangeaisons et chute des poils.

L'herpès, non parasitaire, est caractérisé par l'éruption de vésicules grosses comme un grain de millet, réunies sur une base enflammée, et occupant une ou plusieurs surfaces bien circonscrites et séparées entre elles par des espaces sains. Il y a chûte des poils, dénudation des surfaces et fortes démangeaisons.

Chez le chien. — L'herpès parasitaire ou teigne se montre plus fréquemment à la tête ; les croûtes, sont de couleurs variées, et après leur chute, la peau présente une couleur gris bleuâtre, ardoisée.

Des plaies apparaissent sous l'influence du grattage réitéré, que provoque la démangeaison.

Traitement. — A l'intérieur, administrer quatre fois par jour, 1 granule de chacun des agents ci-après :

Arséniate de soude,
Vératrine,
Sulfhydral,
Iodoforme.

Lavages à l'eau tiède, lysolée, crésylée, etc., suivis (lorsque la peau est bien sèche), d'un badigeonnage avec :

Glycérine.................. 100 grammes.

Dermatol................... 10 —

Teinture d'iode.......... 10 —

Hydrate de chloral....... 10 —

Grande propreté des litières, des écuries ou chenils.

Ictère ou Jaunisse

Cheval. — Chien.

L'ictère est généralement dû à la résorption de la bile par le sang, par le fait d'un obstacle mécanique consistant en une inflammation de la muqueuse duodénale, d'une obstruction de l'orifice du canal avec bouchon muqueux ou calculeux, ou bien il est déterminé par une hypersécrétion de la bile dont une partie est résorbée en nature par la muqueuse intestinale. Il peut encore avoir pour cause, une maladie ; infectieuse, un empoisonnement ou diverses affections du foie. Nous ne lui attribuerons qu'une description générale.

Symptômes. — *Cheval.* — Tristesse, somnolence, inappétence, constipation ; coloration jaune de toutes les muqueuses et même de la peau : urine visqueuse et colorée ; parfois coliques ; bouche sèche, chaude ; température normale.

Symptômes. — *Chien.* — Le sujet est triste, abattu ; il y a inappétence, soif vive, vomissements fréquents, bilieux, parfois sanguinolents ; constipation, fièvre. La défécation est pénible, douloureuse. les excréments, comme les matières vomies sont jaunâtres, bilieux, sanguinolents ; le ventre est tendu, douloureux, surtout dans la région du foie. La bouche est chaude, la langue chargée, recouverte de sédiment blanchâtre, fuligineux.

Chez cet animal, la mort est presque fatale ou, en tous cas, survient parfois avec une rapididé étonnante : cependant quelques cas de guérison peuvent être obtenus.

L'ictère est l'affection la plus grave qui sévisse sur le chien dans la colonie du cap : il est une complication fréquente de la surra que déterminent les trypanosomes.

L'infection ordinaire a lieu par la piqure de mouches

ou de tiques et la pénétration hématozoaire dans le sang et les hématies.

TRAITEMENT. — Dans les cas simples, **Hypagol** à dose purgative jusqu'à effet.

Quassine,
Podophyllin.
Strychnine arséniate,
Pilocarpine.

toutes les deux heures 1 granule de chaque.

Dans les cas graves. Frictions sinapisées. Injections de sérum artificiel (60 grammes par kilogr. du poids de l'animal).

Mêmes granules que ci-dessus.

Pour combattre le spasme et les coliques :

Hyosciamine,
Chlorhydrate de morphine,

1 granule tous les quarts d'heure jusqu'à effet.

Quelle que soit la gravité, donner six fois par jour :

Sulfhydral .... 5 granules.
Quassine .... 5 —
Arséniate de strychnine ..... 1 —
Bromhydrate de quinine .... 1 —

Pour le chien trois administrations journalières seulement.

RÉGIME. — *Cheval.* — Barbotages de farine d'orge, carottes, boissons mucilagineuses, avec crème de tartre (30 grammes pour chacun), vert si possible.

Chien. — Lait avec eau de Vichy ou Vals par moitié. — Sérothérapie.

Maladie des Chiens

Maladie du jeune âge.

PASTEURELLOSE DE LIGNIÈRES.

La maladie du jeune âge est une affection contagieuse se manifestant soit par une éruption cutanée, soit par l'inflammation de l'un ou de l'autre des organes respiratoires ou bien par des phénomènes nerveux ; chorée, paralysies, paraplégies, épilepsie : des troubles dans le fonctionnement de l'appareil digestif, etc., etc.

Elle est certainement la plus grave de toutes les affections qui sévissent sur l'espèce canine et la dénomination de maladie du jeune âge qui lui est affectée, ne donne qu'une idée fort vague de l'ensemble des manifestations pathologiques qu'elle peut présenter et que nous venons d'énumérer ci-dessus.

D'après Lignières, elle doit son origine microbienne à un agent spécifique du genre Pasteurella.

Le virus existe dans l'exsudat des muqueuses enflammées, le jetage, les larmes, le contenu des vésicules de la peau.

La description ou plutôt la définition de la maladie du jeune âge est difficile, en raison de ce que chacune des manifestations pathologiques spéciales des divers systèmes lésés peut se traduire indifféremment, au début, au milieu ou à la fin de la phase d'évolution et compliquer ou être compliquée par une autre.

La maladie du jeune âge n'est pas fatalement obligatoire ; un grand nombre de chiens n'en sont pas atteints ou le sont si peu que cette atteinte ne diminue que très faiblement l'impunité dont ils semblent profiter.

SYMPTÔMES. — *Forme cutanée.* — Les manifestations cutanées se présentent dans la majorité des cas concurremment avec une affection respiratoire ou digestive ; elles sont de toutes les plus bénignes et consistent dans une éruption de petites papules ou vésico-papules très visibles sur les parties dépourvues de poil, comme le ventre, la face interne des cuisses et les parties génitales.

Ce sont d'abord des taches rougeâtres assez semblables à des piqûres de puce se constituant en vésicules dans les quarante-huit heures. Elles ont alors les dimensions d'une lentille, sont tantôt disséminées, tantôt éparses ou confluentes et apparaissent ensemble ou séparément. Elles se remplissent d'une exsudation séreuse qui soulève peu à peu l'épiderme ; l'accumulation de cette sérosité arrive à constituer la vésicule, entourée d'une zone rougeâtre, qui s'ouvre et laisse écouler le liquide qu'elle contient, puis revêt les apparences d'une petite tache cicatricielle. L'éruption dure de quinze à vingt jours et cesse d'elle-même sans traitement.

Forme oculaire. — Il y a d'abord de la chassie, laquelle est abondante, puis l'œil devient plus larmoyant, les paupières sont tuméfiées, rouges ; il y a de la conjonctivité qui devient facilement purulente. Cette inflammation conjonctivale se transmet à l'œil lui-même ; la chassie devient jaune-verdâtre, il y a kératite diffuse, bilatérale ou unilatérale.

Ces altérations peuvent guérir, mais avec beaucoup de lenteur, ou bien il se forme une ulcération avec perforation de la cornée ou une ophtalmie interne purulente suivie de perte de l'œil ; si l'ulcération guérit, il persiste une tache cicatricielle blanchâtre.

FORME RESPIRATOIRE. — Frisson, tristesse, abattement, faiblesse générale, fièvre, (40 à 41°). Symptômes en rapport avec la localisation viscérale mais avec une toux plus profonde, plus grave, un jetage plus abondant, muqueux ou muco-purulent ; les bronchites, pneumonies ou pleurésies, ont une tendance marquée à la gangrène ou plus souvent à un caractère catarrhale. Leur résolution est plus longue et plus difficile que dans les cas ordinaires. La respiration est pénible, il y a du souffle labial ; le malade reste couché et se déplace avec peine, en un mot, les symptômes de broncho-pneumonie, d'angine ou de pleurésie sont ceux que nous avons décrits, ou décrirons, plus le degré d'intensité.

FORME DIGESTIVE. — Fièvre, inappétence, soif ardente, vomissements, parfois incoercibles ; alternatives de diarrhée ou de constipation, cette dernière dominant. Si la diarrhée survient, elle devient épuisante par l'abondance des excrétions et sa durée ; souvent les excréments sont recouverts d'une enveloppe membraneuse (entérite couenneuse) ou mélangés avec une sorte de liquide fibro-sanguinolent (entérite dysentérique), et ces diverses manifestations entrainent toute la gravité du pronostic réservé à chacun de ces divers états pathologiques.

FORME NERVEUSE. — Les manifestations nerveuses peuvent se présenter au début même de l'affection, mais c'est là l'exception ; en général le système nerveux ne participe à la phlegmasie générale qu'au moment où l'affaiblissement qui résulte de l'action dépressive des affections respiratoires, met l'économie dans l'impossibilité de résister plus longtemps à l'envahissement du processus morbide.

La forme nerveuse est constituée par : la paralysie du train postérieur, la paraplégie, la chorée ou l'épilepsie. Ces complications précèdent ou accompagnent celles qui caractérisent les autres formes de la maladie et dépendent beaucoup de la transmission héréditaire.

Elles peuvent disparaître avec l'affection qui les détermine, mais persistent souvent avec une atténuation plus ou moins prononcée.

Quelle que soit la forme revêtue par la maladie du jeune âge, celle ci est toujours grave, et cette gravité dépend non seulement de l'état infectieux, mais de l'anémie, de l'affaiblissement considérable qui existent toujours ou se présentent postérieurement avec rapidité.

TRAITEMENT. — *Préventif, médical* et *hygiénique*, tel doit être le traitement de la maladie du jeune âge. Nous ne saurions mieux l'établir, selon nos convictions, d'autre manière que nous le faisons dans notre ouvrage allopathique. (*Le chien.* Baillière et fils, éditeurs, 1905.)

C'est un ensemble de prescriptions, une méthode du plus haut intérêt, à bases générales, mais d'une application variable avec chaque cas. Ainsi dans les premiers temps du sevrage, le régime lacté doit encore dominer, c'est-à-dire que la soupe au lait doit être la première nourriture. Plus tard, la soupe variable avec l'ordinaire du ménage, devra la remplacer, pour être à son tour remplacée par de la viande crue, dès que la chassie des yeux, l'inappétence et un commencement de maigreur sembleront indiquer que l'animal va prendre la maladie du jeune âge. Vers 7 à 8 mois, en dehors même de tout état maladif, il est nécessaire d'entretenir la liberté du ventre par l'administration d'une cuillerée à café d'**hypagol** tous les 3 ou 4 jours ou d'une façon plus rapprochée si l'état des excréments l'exige. Souvent une réelle purgation est nécessaire; on l'obtient par une à deux cuillerées de ce même sel, suivant la grosseur de l'animal.

Mettant à profit la laxativité obtenue, on procède à une désinfection intestinale au moyen de l'**acide borique**, du **salicylate de bismuth**, 0 gr. 50, de la **naphtaline**, 0, 10 à 1 gr., du **benzo-naphtol**, 0, 50 du **salol**, 0, 25 à 1 gr., de l'**hyposulfite de soude**, 1 à 10 gr., désinfection effectuée en partie par l'**hypagol**, et par le **sulfhydral**, qui doit être administré dans toutes les manifestations respiratoires et gastro-intestinales, et cela à dose de 10 à 15 gr. par jour pendant toute la durée de la période aiguë. **L'iodoforme** s'emploie dans le même but et concuremment avec le **sulfhydral**, à la dose de 5 à 10 granules par jour.

La **strychnine** sera donnée à la dose de 1 granule au 1/2 milligramme, tous les 2 ou 3 jours, de façon à obtenir pour plus tard, une sorte de tolérance qui permettra son emploi en quantité plus forte (3 à 4 milligrammes) lorsqu'il s'agira d'opposer cet alcaloïde aux manifestations nerveuses, surtout hémiplégiques ou paraplégiques, **strychnine**, **sulfhydral** et **iodoforme** agiront égalementment sur les manifestations cutanées unis aux arsénicaux.

Contre le catarrhe pulmonaire, l'angine, la pleurésie, la pneumonie, appliquer le traitement commun à chacunes d'elles. Trinité dosimétrique contre l'état fébrile.

Mesures hygiéniques. — Laver les yeux à l'eau tiède boriquée pour bien détacher et enlever la chassie ; lotionner ensuite avec de l'eau légèrement lysolée. Nettoyer avec soin les narines qui sont encombrées ou obstruées par la concrétion d'un jetage abondant et épais, ne permettant que difficilement l'accès de l'air.

La diarrhée toujours fétide, les vomissements fréquents, salissent la litière, souillent l'animal, et par le dégoût qu'ils occasionnent, achèvent de faire disparaitre le peu d'appétit qui subsiste encore.

Il faut donc laver l'animal, renouveler sa litière et la désinfecter.

Défendre toute promenade au dehors par un temps froid.

Comme nourriture, viande de cheval crue, lait (avec eau de vichy), huile de foie de morue, phosphate de fer, hydroferro-cyanate de quinine, **quassine** comme reconstituants.

Malaria ou Paludisme

Cheval.

Maladie spéciale aux pays chauds et humides, due à la présence d'un parasite découvert par Laveran, le plasmodium malarix. Elle a été observée dans les Dombes, en Algérie, en Sicile et surtout à Madagascar, et se déclare de préférence au commencement de l'été, dans les régions chaudes, lorsque les marécages se dessèchent, et que les eaux, en se retirant, mettent à nu le sol infecté.

Symptômes. — *Forme aiguë.* — Fièvre, tristesse, inappétence, tremblements, démarche pénible, élévation de température, qui peut atteindre 41 et même 42°. Conjonctive injectée, œdématiée, avec des taches ; cornée infiltrée, opaque, larmoiement. Peau sèche, chaude, insensible. Respiration très accélérée ; battements du cœur violents. Pouls irrégulier, imperceptible. La durée de l'accès varie de quelques heures à deux ou trois jours au plus. Parfois, l'accès disparaît, et la température redevient normale, mais il peut se prolonger quatre ou cinq jours, et des complications apparaissent.

La dyspnée, la toux, un jetage muco-purulent, mousseux annoncent les complications de congestion ou pneumonie, d'hémoglobinurie avec rejet d'une urine foncée, sirupeuse, ou bien des symptômes d'endocardite, ou de gastro-entérite avec diarrhée, ou de vertige, de paralysie, etc.

Dans certains cas, on constate une ophtalmie intense, ou bien la gangrène sèche des extrémités; une éruption vésiculeuse; une orchite simple ou double.

ÉTAT CHRONIQUE. — Faiblesse, somnolence, anémie, amaigrissement; ascite, hydrothorax; œdème des membres; marasme final.

PRONOSTIC. — Affection grave, mortelle 90 fois sur 100; les mulets y résistent mieux que les chevaux.

TRAITEMENT. — Dès le début des manifestations fébriles :

1º **Triade défervescente,** 1 granule tous les quarts d'heure jusqu'à effet, puis toutes les demi-heures, ou toutes les deux heures ;

2º Contre l'état infectieux :

Sulfhydral................	5 granules
Iodoforme................	5 —
Arséniate de fer	1 —
Quassine................	1 —
Arséniate de strychnine.	1 —

ensemble toutes les deux heures (huit administrations par jour).

3º Lavements avec (pour chaque) :

Eau d'amidon................	1 litre
Acide borique................	40 grammes
Salicylate de bismuth.........	50 —

deux ou trois par jour, suivant que la diarrhée ou la dysenterie est plus ou moins prononcée.

4° Lotions sur les yeux atteints d'ophtalmie, avec :

Eau boriquée,

Décoction de poudre de son.

parties égales, suivies d'instillations avec le collyre suivant :

Eau de roses de Provins........	20 grammes
Teinture de cachou	10 —
Chlorydrate de cocaïne........	0,05
Boro-borax	5 grammes.

RÉGIME. — Mâches, barbotages épais de farine et son, dans lequel, on ajoute pour chacun, 50 grammes de carbonate de fer.

SOINS HYGIÉNIQUES. — Lavages des ouvertures naturelles, pansages, promenades. Lavages des écuries à l'eau bouillante, puis arrosages répétés avec de l'eau contenant du lysol, crésyl, phénol, etc.

Métrite. — Métro-péritonite

Jument. — Chienne.

La métrite est l'inflammation de la muqueuse utérine. Cette affection peut être la complication d'un état infectieux, mais le plus souvent elle est une conséquence du part, d'une intervention obstétricale intempestive ou brutale de la part de gens n'ayant aucune connaissance médicale et procédant à un accouchement dystocique d'une façon empirique et irraisonnée.

Elle peut être aussi le résultat d'une délivrance incomplète, mais, quelle que soit son étiologie, elle présente une forme *aiguë, chronique,* ou *infectieuse.*

La métrite se complique assez facilement de péritonite surtout si, au cours des manipulations obstétricales, il y a eu déchirure utérine.

Symptômes. — L'animal est inquiet, nerveux, irrité, il va et vient dans sa stalle ou sa niche ; se couche, se relève pour se recoucher à nouveau sans paraître trouver une position convenable. Le ventre est tendu, douloureux surtout sur les côtés, il y a de petites coliques qui deviennent de plus en plus accentuées.

Il y a fièvre. soif vive, bouche sèche, muqueuses injectées ; la marche est douloureuse, les membres postérieurs semblent ne plus pouvoir supporter le poids du corps. Par les lèvres de la vulve congestionnée, s'écoule un liquide muco-purulent plus ou moins strié de sang et d'une odeur forte et repoussante.

Ces phénomènes sont d'autant plus marqués, qu'il y a complication de péritonite. La maladie se termine quelquefois par la guérison, mais elle est rare ; le plus souvent, elle passe à l'état chronique ou se termine par la mort, lorsqu'il y a infection purulente.

Etat chronique. — Il présente les symptômes de l'état aigu, mais atténués ; la vulve laisse écouler par instant un liquide purulent, abondant et nauséabond. Quelquefois le col de la matrice se ferme, le pus se collecte et les évacuations utéro-vaginales se font à intervalles espacés, sont plus abondantes, plus épaisses ; il y a, en un mot, hydrométrie, puis pyométrie.

Métrite septique. — Due à l'infection des streptocoques ou des staphylocoques qui pénètrent par les blessures utérines, lorsqu'il y a non-délivrance et que les enveloppes fœtales séjournent dans cette cavité et se putréfient.

La fièvre est intense, l'appétit nul, l'écoulement vaginal sanguinolent, putride, infecte ; une diarrhée abondante et non moins fétide survient et amène la femelle au dernier degré du marasme, dans lequel elle succombe en un temps relativement court.

Traitement : 1º Contre la fièvre, **triade dosimétrique ;**

2º Combattre l'infection putride par les médicaments

capables de favoriser l'évacuation complète des produits
ou sécrétions utérines et de détruire l'action microbienne.

Ensemble :

Sulfhydral............... 5 granules
Ergotine................... 1 —
Arséniate de fer......... 1 —
Arséniate de strychnine.. 1 —

Une administration toutes les heures chez le cheval
(huit par jour).

Trois administrations journalières pour le chien ;

3º Injections vaginales avec : Permanganate de potasse 1 0/000, créoline, lysol, phénol, crésyl, 1 à 2 0/0 ;

4º **Hypagol,** jusqu'à purgation. Lavements avec glycérine, 10 grammes ;

5º Barbotages avec poudres toniques, ferrugineuses
et autres ;

6º Désinfection des litières et de l'écurie. Grands soins
de propreté.

Milk-Sickness

Affection contagieuse du bétail en certains districts
des Etats-Unis particulièrement dans l'Indiana et l'Illi-
nois.

SYMPTÔMES. — Les animaux ont l'haleine fétide, les
yeux injectés, la marche chancelante ; quand on les fait
marcher, ils sont pris de convulsions qui souvent les
font mourir. Le lait, le beurre, le fromage, la viande de
ces animaux sont vénéneux et produisent la même maladie chez l'homme et chez d'autres animaux. Cette
affection semble avoir des connexions avec la pustule
maligne qui sévit sur le bétail en Europe.

Nous n'avons signalé cette affection (dont nous em-
pruntons la description au dictionnaire de Cagny), que
pour permettre aux vétérinaires exerçant dans les ré-

gions où elle sévit, d'expérimenter en cette circonstance le traitement dosimétrique suivant.

TRAITEMENT. — 1º Ensemble :

Sulfhydral,
Arséniate de strychnine,
Sulfate de quinine,
Arséniate de fer,

1 granule de chaque toutes les deux heures (6 fois par jour).

2º Avant chaque repas :

Quassine .... 4 granules
Benzoate de lithine... 4 —

3º Injection journalière d'une solution faible de permanganate de potasse (quantité 10 grammes) dans chaque trayon.

4º Arroser les litières avec de l'eau crésylée tous les huit jours ; laver les mangeoires à l'eau bouillante, puis à l'eau de chaux, en laissant séjourner cette dernière.

Néphrite

Cheval. — Chien

On désigne sous le nom de néphrite, l'inflammation du rein. La néphrite peut être : *aiguë, chronique, parenchymatique, interstitielle*.

C'est une maladie assez rare, en dehors des affections de nature infectieuse dont elle peut dépendre. On la rencontre de préférence chez le chien, sur ceux d'entre eux qui chassent fréquemment au marais. Elle peut être le résultat de l'ingestion d'aliments de mauvaise qualité, de substances ou liquides irritants et aussi de traumatismes de la région lombaire, de la gourme, de la maladie du jeune âge, de la dourine, de la surra, etc., etc.

Des néphrites secondaires accompagnent la septicémie, la pyocémie et les pasteurelloses en général ; les
lésions rénales sont dues aux toxines microbiennes.

Symptomes. — Elle débute brusquement ; il y a fièvre,
(30 à 40°) douleurs lombaires, que la fouille rectale
exagère ; coliques sourdes (néphrétiques). L'animal
reste debout, les membres écartés, le dos voussé. La
marche est pénible, l'animal traine les membres, le
train postérieur vascille ; le décubitus est effectué avec
lenteur. Les urines, rares, sont expulsées avec fréquence
et douleur ; elles sont épaisses, sanguinolentes, albumi-
neuses et contiennent des exsudats fibreux et des débris
d'épithélium, voire même du pus. Il y a inappétence, soif
vive, vomissements (chez le chien) ; tension du ventre.
constipation. La maladie évolue en 8 à 15 jours ; l'amélioration est caractérisée par la disparition des phénomènes généraux, la sensibilité moindre des reins, et une
diurèse abondante.

La mort est généralement précédée de coliques violentes, suivies de prostration extrème.

Pyélo-néphrite infectieuse. — Inflammation du bas-
sinet qui, plus tard, s'étend à toutes les muqueuses de
l'appareil urinaire.

Elle est fréquente chez les femelles, où l'infection se
fait à la suite du part ; la lithiase biliaire peut être une
de ses causes occasionnelles. Dans la pyélo-néphrite,
l'urine est trouble, brunàtre, chargée de sédiments, de
pus et finalement devient sanguinolente.

A l'exploration rectale, les uretères se présentent dis-
tendus, durs, rigides ; les reins sont hypertrophiés,
douloureux à la pression. Peu à peu survient une
cachexie extrème, entrainant la mort, quand celle-ci
n'est pas le résultat d'une résorption putride.

Etat chronique. — A l'état chronique : mictions fréquentes, urine rare, trouble, épaisse, foncée ou brune,
très albumineuse ; appétit capricieux, poil piqué ; peau
collée aux os ; muqueuses pàles ; pas de fièvre.

A la longue, l'albuminurie épuise le malade, concurremment avec une diarrhée profuse.

TRAITEMENT. — 1º **Triade dosimétrique** contre la fièvre ;

2º Combattre l'albumine par

Arséniate de fer,
Tannin,

1 granule de chaque 6 ou 8 fois par jour.

3º **Hypagol** à dose laxative, emploi prolongé.

4º Contre les douleurs néphrétiques et le spasme vésical :

Hyosciamine,
Chlorhydrate de morphine,
Benzoate de lithine.

1 granule de chaque, tous les 1/4 d'heure, 1/2 heure ou heure, suivant l'intensité des phénomènes.

5º Boissons mucilagineuses, dans lesquelles on fera dissoudre, pour un litre, 1 cuillerée à café d'**uréol** (2 litres par jour, cheval) (1/2 litre, chien).

6º Contre la diarrhée profuse et l'état chronique,

Arséniate de fer,
Arséniate de strychnine,
Tannin,
Salicylate de bismuth,

1 granule de chaque 3 fois par jour.

7º *Dans la pyélo-néphrite,*

	Cheval	Chien
Essence de térébenthine.	30 gr.	10 gr.
ou **Uréol**...............	1 c. à café	1/2 c. à café
Sulfhydral...............	10 granules	5 granules
4 fois par jour.		2 fois par jour.

8º Dérivatifs : frictions sur la colonne vertébrale, surtout sur les reins, avec :

Huile de camomille camphrée,
Baume tranquille (éthéré et chloroformé),

parties égales.

9º Lait et eau de Vichy par 1/3,

Eau mucilagineuse aseptisée par le **salicylate de soude**, le **benzo-naphtol**, le **salol**, l'**hyposulfite de soude**, etc., etc.

10º Couvertures chaudes, diète blanche (cheval) soins hygiéniques.

Nymphomanie

Jument. — Chienne

CHALEURS. — Les chaleurs sont une manifestation normale de l'aptitude des femelles à la reproduction, se traduisant par un état de turgescence, de gonflement et rougeur de la vulve par laquelle s'écoule un liquide blanchâtre, filant, d'odeur sui generis, rarement strié de sang chez la jument, contrairement à ce qui se présente chez la chienne. Les chaleurs correspondent à la maturité des ovules et se trahissent par un état nerveux général.

Nous ne nous étendrons pas davantage sur ce qui les concerne, car nous n'avons voulu que signaler les manœuvres empiriques qui sont, journellement encore, effectuées en vue de provoquer cette manifestation, par l'administration de substances emménagogues telles que la ruë, la sabine, l'ergotine, l'absinthe, etc. Bien entendu que l'excitation obtenue n'est que passagère et ne peut être suivie de fécondation.

NYMPHOMANIE. — C'est un état nerveux assez semblable aux chaleurs naturelles, mais qui persiste plus longtemps, avec ou sans rémissions plus ou moins prononcées. La jument qui présente cet état est dite pisseuse ; le contact de l'avaloire ou de la croupière, la sensation du brancard ou le poids du cavalier arrivant en selle, détermine une excitation qui fait que l'animal frétille de la queue, lance une ruade et un jet d'urine s'échappe par la vulve. Il n'y a pas comme dans les chaleurs naturelles, turgescence et rougeur des lèvres de celle-ci. Les femelles nymphomanes sont impropres à la reproduction ; il n'est pas rare, à l'époque des chaleurs de les voir atteindre un tel degré d'hyperesthésie que non seulement elles se défendent du mâle, mais deviennent dangereuses et inutilisables.

Pour les uns, cette affection est due à une maladie des ovaires; pour les autres, c'est simplement une névrose.

L'état nerveux nymphomanique n'existe que chez les juments. Les chiennes ne le présentent pas; tout au plus peut-on reprocher à certaines d'entre elles d'être en chaleur un peu trop fréquemment, ou bien juste à la période qui correspond à l'ouverture de la chasse, ce qui contrarie beaucoup de propriétaires de chiens. Nous avons été consulté, à diverses reprises, pour opposer aux manifestations normales des chaleurs un traitement quelconque et si, convaincu de notre impuissance, nous nous sommes laissé aller à prescrire quand même, nous avons eu tout au moins la satisfaction d'avoir dans quelques cas réussi à réduire les manifestations de cet état physiologique à une durée de 3 à 4 jours.

TRAITEMENT. — Nous conseillons l'expérimentation chez la jument nymphomane, du traitement ci-après, administré avec persistance et qui, s'il n'a pas un effet absolument curatif, atténuera notablement l'irritabilité nerveuse, à l'époque où l'excitation qui résulte des chaleurs viendra s'ajouter à celle qui existe du fait de l'état nymphomanique.

1° **Hypagol** à dose purgative tous les 3 ou 4 jours.

2° 2 fois par jour (si le traitement doit être prolongé).

  Bromhydrate de cicutine.... 1 granule.
  Bromure de camphre......... 1 —
  Valérianate de quinine ...... 1 —
Ensemble.

3° Même association, mais donnée tous les 1/4 d'heure, lorsque la nymphomanie et les chaleurs se présentent ensemble.

4º Pas d'avoine, travail en excès sur la production habituelle.

Nota. — Nous donnons ce mode de traitement à titre expérimental.

Oreillons

Chien

MM. Bousquet et Bouveaud ont constaté : 1º Que le chien peut prendre les oreillons ; 2º Que cette maladie est transmissible de chien à chien ; 3º Qu'on rencontre chez l'animal malade un micrococque qui évolue dans la salive sous la forme d'un diplo-streptocoque analogue ou identique à celui trouvé dans les oreillons de l'homme par Fère et Bousquet, en 1895 ; et dans le sang, sous forme d'un diplocoque analogue ou identique à celui décrit par MM. Laveran et Catruit dans les oreillons de l'homme, en 1893.

Symptômes. — Tristesse, inappétence, frissons, toux, éternuements, tuméfaction des glandes salivaires sous-maxillaires et parotidiennes. Cette tuméfaction est si prononcée que l'on pourrait délimiter le contour des lobules. La peau de ces régions s'œdématie et devient douloureuse. Le canal de Sténon lui-même est tuméfié, dur, saillant comme un tuyau rigide. Au bout de deux ou trois jours, l'inflammation se transmet aux ganglions voisins. La muqueuse buccale est sèche, légèrement décolorée, la salive rare.

L'état général n'est pas sensiblement modifié, la fièvre nulle ou peu prononcée.

Les quelques cas d'oreillons observés chez le chien n'ont probablement pas présenté la complication à peu près généralement observée dans l'espèce humaine, qui consiste dans l'inflammation, suivie d'hypertrophie, puis d'atrophie des testicules, ou le gonflement, chez la femelle, des lèvres de la vulve et des mamelles, car ces complications ne sont pas relatées dans les communications qui en ont été faites.

TRAITEMENT. — Tenir chaudement.

Grande propreté de la litière.

Régime lacté chaud.

3 fois par jour, 1 granule de chacun des sels suivants:

Iodoforme,
Sulfhydral,
Arséniate de strychnine,
Vératrine,

Triade dosimétrique contre la fièvre.

Hypagol à dose purgative, puis laxative suivant indications.

Application journalière sur les engorgements glandulaires, de la pommade ci-après:

Vaseline camphrée..........	30	gr.
Sulfate neutre d'atropine..	1	centigr.
Chlorhydrate de cocaïne...	5	—
Lysol....................	4	gouttes.

Contre l'orchite qui se limite généralement à un testicule.

Applications de: pommade mercurielle.
            — à l'extrait de ciguë,
            — à l'extrait de belladone.

Contre l'atrophie testiculaire consécutive : Electricité.

Œsophagite

Cheval

L'œsophagite ou inflammation de l'œsophage est une affection rare qui est constituée par une douloureuse contriction du canal œsophagien.

La douleur, plus ou moins prononcée, s'étend sur tout ou partie de son étendue et se trahit rapidement par une pression, même légère, de la main sur le trajet de la gouttière œsophagienne.

Elle s'observe le plus souvent à la suite de l'ingestion de substances irritantes ou caustiques et peut aussi être le résultat de l'arrêt d'un corps étranger; alors l'extrême sensibilité locale, détermine, en dehors de la saillie qui peut se manifester, la position du corps et l'étendue momentanée de l'invasion inflammatoire.

SYMPTÔMES. — La déglutition des solides est à la fois difficile et très douloureuse; celle des liquides l'est plus encore, en raison de l'amplitude des contractions qu'elle nécessite. Cette douleur est dans ce dernier cas, d'autant plus néfaste, que l'animal ne peut satisfaire la soif fébrile qui le dévore.

L'appétit n'est pas perdu, mais si l'animal ne mange pas, c'est toujours en raison de la difficulté de la déglutition. Il est rare que l'œsophagite ne se complique pas de pharyngite, par transmission inflammatoire; cette complication rend la déglutition plus douloureuse encore, au point de ne s'exécuter que par contractions brusques, ayant pour effet le rejet par les narines d'une certaine quantité d'aliments et une légère suffocation passagère.

Le séjour prolongé de corps étrangers dans l'œsophage peut compliquer l'inflammation organique, d'un ou plusieurs abcès, s'ouvrant à intervalles plus ou moins éloignés, et dont la formation a comme résultat de retarder la guérison.

TRAITEMENT. — Si la maladie est due à l'arrêt d'un corps étranger dans l'œsophage, il faut d'abord essayer de repousser le corps jusque dans l'estomac, ou dans l'impossibilité, avoir recours à l'œsophagotomie.

Dans l'œsophagite simple, inflammatoire :

1° **Trinité défervescente** contre la fièvre;

2° **Hypagol** à dose purgative comme dérivatif intestinal.

3º Toutes les heures :

Chlorhydrate de morphine,
Sulfate d'apropine,
Bromure de camphre,
Valérianate de quinine

1 granule de chaque.

Ce traitement peut être aidé par des onctions bi-journalières, sur le trajet œsophagien, avec *huile de morphine, onguent populeum saturné, pommade camphrée, pommade à l'extrait de belladone,* etc., etc.

Comme régime : barbotages tièdes, avec pour chacun, 10 **gr.** de nitrate de potasse.

Paralysies

Chien — Cheval

On désigne sous le nom de paralysie, l'abolition de la contractilité musculaire. Il peut y avoir paralysie locale ou générale, neuropathique ou myopathique, paralysie par lésion musculaire, paralysie symptomatique d'origine toxique ou infectieuse, etc., etc.

Nous limiterons notre description à la paraplégie ou paralysie du train postérieur qui, de beaucoup, est la plus fréquente, attendu d'ailleurs, que le traitement des diverses manifestations de cet état pathologique est sensiblement le même dans tous les cas.

PARAPLÉGIE. — SYMPTÔMES. — Faiblesse du train postérieur qui ne peut plus porter l'animal, lequel reste assis ou couché et peut encore se soulever du devant et même se traîner avec le bipède antérieur. La queue est flasque, l'anus plus ou moins relâché. La faiblesse des membres est généralement progressive et se manifeste chez le cheval, dans l'articulation du boulet d'où elle gagne ensuite les régions supérieures; le jarret fléchit sous le poids du corps, ainsi que l'articulation du grasset et les membres sont soulevés par des mouvements caractéristiques de la hanche et du bassin.

Mais la paraplégie peut être complète dès le début et se compliquer d'anesthésie, c'est-à-dire d'insensibilité musculaire. Lorsqu'elle débute ainsi, la station debout est tout à fait impossible ; l'animal conserve le décubitus latéral presque continuellement ; l'urination et la défécation s'effectuent normalement dans cette position ou sous l'action des efforts qu'il accomplit pour la changer.

Dans l'*Hémiplégie*, paralysie de tout le système musculaire de la moitié du corps, le sujet a la tête tournée du côté sain et sa marche s'effectue selon une courbe dont le sens serait de ce côté.

Il est facile d'expliquer que dans ces conditions, l'animal éprouve une grande difficulté à prendre sa nourriture, aussi si les symptômes de paralysies s'accentuent, arrive-t-il rapidement à un affaiblissement, une consomption prononcée, entraînant, en dehors des causes déterminantes de la maladie, une mort à peu près inévitable 90 fois sur cent.

Etiologie. — Les causes de la paralysie sont nombreuses et variées. Elle se présente sous l'action du froid, d'un choc suivi de fracture du crâne, de compressions à causes variables : des nerfs, des vaisseaux, de la moelle épinière, du cerveau. Les causes toxiques ou infectieuses sont fréquentes ; on constate la paraplégie au cours de la septicémie, l'ergotisme, la gourme, la fièvre vitulaire, la rage, la dourine, la maladie du jeune âge.

Quelle que soit son origine, le pronostic en est toujours très grave.

Traitement. — Il importe d'opposer à la paralysie un traitement énergique dès ses premières manifestations ; à cette condition seule, il est permis d'espérer une des rares chances de guérison.

1° Administrer toutes les heures :

	Cheval	Chien
Arséniate de strychnine,	1 granule	1 granule
Vératrine	1 granule	1 granule
	10 par jour	6 par jour
	5 administrations le matin,	3 le matin
	5 le soir	3 le soir

ensemble.

Si le cas est grave, continuer l'administration jusqu'à ce que l'action strychnique se manifeste par des contractions brusques caractéristiques, et par des vomissements chez le chien, contractions que nous avons vu se produire chez ce dernier après absorption de 6 granules au 1/2 milligr. Nous conseillons même de ne jamais dépasser cette dose journalière et de cesser jusqu'au lendemain l'administration des granules pour la réduire à 2, puis à 1 granule journalier par la suite et après cet intervalle de 12 heures.

2° Frictions révulsives sur les reins, avec les divers feux liquides, l'essence de térébenthine, le liniment ammoniacal, etc. — Saignée.

Chez le chien : frictions au gant de crin suivies de frictions à l'eau de Cologne (le poil étant préalablement tondu). Révulsifs comme ci-dessus, feux en pointes sur la région lombaire, électricité.

3° **Hypagol** jusqu'à obtention de purgation que l'on entretient ensuite par des doses laxatives.

Il importe beaucoup, dans la paralysie, de surveiller le fonctionnement intestinal, que l'on peut d'ailleurs exciter aussi par des lavements avec une eau émolliente quelconque (de son, de graine de lin, etc.), à laquelle on adjoint, pour chaque lavement, 10 à 20 gr. de glycérine.

Nous signalons, pour mémoire, un cas de méningite spinale observée chez un chien terrier et caractérisée par une paralysie du train de derrière qui, d'après la relation qui en est faite dans le *Bulletin vétérinaire* de 1902, aurait été guérie d'une façon surprenante par l'injection sous-cutanée de 1 gramme de la solution suivante, faite le matin du premier jour :

Esérine...................... 5 centigr.
Pilocarpine............... 10 —
Eau distillée.............. 20 gr.

La réaction immédiate fut très énergique.

Respiration accélérée, rejet d'excréments : l'animal est couché, comme s'il était mort. La réaction terminée, le chien se relève et l'amélioration est sensible.

L'après-midi, l'arrière-train est plus dégagé dans la marche, les orteils sont traînés.

Troisième jour : injection de 1 gramme et demi de la solution, l'amélioration s'accentue.

Cinquième jour : injection de 2 grammes : l'après-midi, le malade court et joue avec les autres chiens.

Neuvième jour : injection de 2 grammes ; la guérison est complète les jours suivants.

Quelques jours après la publication de cette observation, nous traitâmes semblable cas d'apres ce procédé, mais sans aucun résultat, fait qui ne prouve rien en défaveur de la méthode préconisée, et réclame probablement une nouvelle expérimentation.

Parésies

Chien. — Cheval

La parésie est une sorte de paralysie dans laquelle la contraction musculaire est seulement affaiblie et au cours de l'existence de laquelle l'organe affecté présente un affaiblissement, une atténuation plus ou moins prononcée de ses fonctions normales ou de son activité spéciale, suivant le cas.

Nous avons décrit sous le titre *d'atonie digestive*, la parésie stomacale ; il reste à nous occuper de la parésie vésicale et de la parésie utérine qui, comme la première, se présentent assez fréquemment chez la jument et la chienne.

PARÉSIE VÉSICALE. — Elle est caractérisée par la rétention d'urine, par des efforts d'urination effectués sans succés et provoqués à chaque instant par le besoin qui se fait sentir d'évacuer la vessie remplie et distendue au point que la contractilité musculaire, presque complètement atténuée, est impuissante à comprimer cette masse liquide.

La parésie vésicale peut être occasionnée par le spasme du col vésical ou par une continence urinaire prolongée. A notre avis, ces états peuvent être provoqués l'un par l'autre. Quelle que soit son origine, la parésie vésicale détermine de petites coliques ; l'animal est énervé, va et vient dans sa stalle ou sa niche, se campe fréquemment comme s'il allait uriner, mais l'écoulement est nul ou insignifiant et la persistance de cet état entraîne de la douleur en même temps qu'une légère congestion cérébrale.

TRAITEMENT. — Le moyen le plus efficace consiste dans une intervention mécanique ayant pour but de compenser l'impuissance contractile.

Par l'introduction du bras dans l'anus (cheval) et de l'index (chez le chien), il faut exercer une pression sur la vessie jusqu'à ce que le liquide qu'elle contient soit évacué au moins par moitié. Son évacuation complète s'effectue ensuite d'elle-même, ou sous l'influence du traitement suivant :

Arséniate de strychnine,
Ergotine,
Sulfate d'atropine,
Hyosciamine,

1 granule de chaque tous les 1/4 d'heure jusqu'à effet.

Continuer cette administration toutes les 2 ou 3 heures, après évacuation pendant 12 heures environ.

La prescription ci-dessus a l'avantage de provoquer la contractilité musculaire atténuée, de combattre, par **l'atropine**, le spasme du col, s'il existe, et par l'**hyosciamine** de faire cesser la douleur.

Parésie utérine. — Elle est caractérisée par l'absence ou l'insuffisance des contractions utérines, qui rend le part impossible sans intervention obstétricale. Ce cas, rare à la vérité, peut être également causé par l'impuissance et la fatigue qui résultent de l'inutilité des efforts effectués par la femelle pour détruire la résistance du col utérin, contracté spasmodiquement ou atteint d'une induration pathologique.

Traitement. — Le traitement sera celui que nous préconisons ci-dessus, comme médication interne. Si la parésie est le résultat du spasme du col, on peut essayer de badigeonner celui-ci avec de la **teinture de belladone**. L'irrigation continue a eu quelques résultats dans ce même cas.

Péritonite

Cheval. — Chien

Maladie très grave, presque toujours mortelle, caractérisant l'inflammation du péritoine, n'apparaissant que très rarement d'une façon spontanée et le plus souvent due à des coups, une perforation de l'abdomen ou des organes qu'il renferme, à des abcès, tumeurs ou parasites. La péritonite, suite de la castration, est due à l'infection septique.

Symptôme. — Etat aigu. — L'abdomen est rétracté, douloureux ; le malade reste debout, les jambes réunies, le dos voussé ; dans le décubitus il prend de préférence la position dorsale. Il y a stupeur profonde, faciès grippé, regard fixe, atone, vomissements chez le chien, inappétence, soif vive. Constipation, défécation difficile succédant à de nombreux efforts et accompagnés de plaintes. Météorisations fréquentes. Pouls petit, accéléré comme au début de toute inflammation des séreuses. Frissons, coliques.

Etat chronique. — Symptômes ci-dessus moins

accusés, ventre volumineux, présentant parfois un œdème qui s'étend au fourreau ou aux mamelles. Pâleur des muqueuses, soif vive, essoufflement. La mort est la terminaison la plus fréquente et survient rapidement en 24, 48 heures ; cependant la résolution s'obtient dans quelques cas.

Péritonite septique. — Déterminée par perforation, rupture intestinale, ouverture d'abcès, etc.

Cette forme présente surtout une exacerbation des symptômes généraux. L'abattement est extrême ; l'animal est dans l'état de colapsus le plus complet ; le corps est recouvert de sueur froide (chez le cheval) ; le pouls est petit, fréquent, la respiration irrégulière. Le ventre se météorise avec la plus grande facilité.

Traitement. — 1º Dès le frisson initial, **trinité dosimétrique** en même temps que les révulsifs sinapisés à demeure et en lotions sur tout le corps.

2º Lavements émollients tièdes avec eau de son, de graine de lin, de mauve, etc., dans lesquels on ajoutera, pour chacun (chien 2 grammes de **salol**), (cheval 10 grammes).

3º Toutes les deux heures, 1 granule de chacun des sels suivants :

Alternativement

Iodoforme,
Pilocarpine (nitrate)
Chlorhydrate de morphine.

———

Digitaline,
Scillitine,
Colchicine,
Caféïne.

Si le météorisme prend des proportions gênantes pour la respiration et que de la tension intestinale dérive une augmentation de la douleur, il ne faut pas craindre de pratiquer la ponction de l'abdomen.

La laparotomie suivie de lavage du péritoine n'a aucune

chance de réussite quand il y a perforation du tube digestif. L'évacuation de l'épanchement par ponction est inefficace. Si la résolution peut être obtenue, on entretiendra la liberté du ventre et l'aseptie intestinale par l'**hypagol** administré journellement à dose laxative.

Régime. — Carottes, fourrages verts, barbotages. (Chien). lait à volonté, soupes d'herbes ; puis viande de cheval crue.

Nota. — Les ablutions, les boissons glacées que certains vétérinaires ont expérimentées, avec succès disent-ils! sont d'une opportunité qui nous semble fort discutable. aussi ne faisons-nous que de les signaler sans en préconiser l'emploi.

Peste du Cheval

(En Anglais Horsesicknes). — (En Allemand Pferdestebe. Paardenziekte).

Notre ouvrage étant appelé, comme les granules dosimétriques de Charles Chanteaud, à émigrer dans divers pays étrangers, nous avons cru devoir décrire les affections qui sévissent dans quelques-uns d'entre eux, alors même que ces affections n'aient encore reçu qu'un traitement incomplet, ou même aucun, comme c'est le cas pour la peste du cheval.

Symptômes. — Voici les symptômes tels que les décrivent Cagny et Gobert dans leur intéressant dictionnaire, et que nous reproduisons in-extenso.

Affection particulière au cheval et au mulet, qui sévit dans l'Afrique australe (Transvaal, Natal, Matabeleland, Cap, etc.).

Forme suraiguë.— La maladie débute par de l'hyperthermie qui augmente pendant 4 à 6 jours, avec des rémissions nocturnes; état général peu modifié, parfois inappétence. Soudain, des symptômes graves apparaissent : tristesse, abattement, respiration très vite

(60 à 80 par minute) ; pas de signes à l'auscultation, parfois légères coliques, tremblements musculaires ; la mort arrive alors en 4 à 6 heures.

Forme aiguë. — Même début que dans la forme précédente : température du soir 40 à 41° ; température du matin 38 à 39°. Bientôt, l'animal paraît abattu, triste ; il refuse sa nourriture ; les muqueuses apparentes sont congestionnées ; respiration accélérée et abdominales. Les symptômes s'aggravent rapidement ; la respiration est dyspnéique, il existe un soubresaut. A l'auscultation, râles sibilents, gargouillements ; une toux convulsive se fait entendre quand on déplace le cheval et elle s'accompagne du rejet de liquide mousseux, blanc-jaunâtre, par le nez et la bouche ; les battements du cœur faiblissent.

A une dernière période, le cheval est épuisé et respire à peine ; il tombe et meurt en 1 à 3 jours.

La guérison survient dans la moitié des cas, mais le cheval reste longtemps faible.

Forme subaiguë. — On observe un bourrelet sus-orbitaire qui soulève les muscles de la tempe ; la tuméfaction gagne les salières, puis l'orbite et refoule l'œil au dehors. Des œdèmes apparaissent en d'autres points : à la tête, l'encolure, la poitrine, le dos.

Grande fatigue musculaire ; la température redevient normale ou reste entre 40 ou 41 degrés. Après 1 à 3 jours, des complications surviennent ; on peut noter les signes de localisation pulmonaire, des coliques ou des accidents nerveux ; la mort arrive rapidement. Parfois, on note la tuméfaction œdémateuse de la langue. La guérison survient 56 fois sur 100 environ ; les œdèmes se résolvent en 9 jours ; la convalescence est longue.

Etiologie. — La maladie n'est pas contagieuse ; cependant, on observe des épizooties en certaines années. La peste est localisée dans les contrées, dans les vallées basses et humides ; la mortalité y est considérable (90 pour cent dans le Rhodésia). La maladie se montre pendant les mois d'été et surtout de décembre à mars ;

aussi les Boërs font-ils émigrer leurs chevaux vers les hauts plateaux, dès qu'arrive la saison dangereuse.

La peste frappe les chevaux abandonnés dans les prairies pendant la nuit et atteint rarement ceux qui sont enfermés dans les écuries.

Peut-être que, comme la malaria et la surra, elle est due à une piqûre d'insecte. Ces affections ont d'ailleurs une très grande ressemblance symptomatique.

TRAITEMENT. — 1° *Triade défervescente* donnée au début, de demi-heure en demi-heure, puis alternativement avec :

Iodoforme	10	granules
Sulfhydral	20	—
Arséniate de fer	10	—
Quassine	10	—
Codéine	5	—

toutes les 2 heures.

2° Matin et soir :

Pilocarpine	5	granules
Hyosciamine	2	—
Arséniate d'antimoine	10	—

3° Dès que la triade défervescente n'est plus administrée, adjoindre la **Strychnine** aux associations ci-dessus.

4° **Hypagol** : 50 gr. dans un barbotage, chaque matin.

Pleurésie

Cheval. — Chien

On donne ce nom à une phlegmasie des plèvres, membranes séreuses qui tapissent les parois de la cavité thoracique (plèvre pariétale, costale), ainsi que les organes qu'elle renferme (plèvre viscérale). La pleurésie peut être *simple, primitive ou séro-fibrineuse et purulente, traumatique ou secondaire,* de même qu'elle peut être *aiguë ou chronique.*

Elle est presque toujours double chez le cheval, en raison de ce que le médiastin fait communiquer les deux sacs pleuraux et que l'inflammation se transmet avec plus de facilité.

Pleurésie aiguë simple. — C'est la forme la plus commune dans les espèces animales, surtout chez le cheval et le chien.

Symptômes. — Elle peut exister sans donner lieu à des symptômes très accentués ou tout au moins en rapport avec la gravité des lésions existantes.

Il y a frisson, fièvre, perte de l'appétit, abattement. Le pouls est d'abord dur, tendu ; les muqueuses injectées ; puis il devient petit, filant, les muqueuses décolorées, jaunâtres. La soif est vive, la respiration fréquente et plaintive. S'il y a toux, elle est sèche, courte ; le jetage est presque nul et de nature séreuse.

Lorsqu'on comprime les espaces intercostaux du côté malade, on provoque une douleur plus ou moins prononcée, dont il ne faudrait pas cependant déduire une grande conclusion diagnostique, car cette douleur fait souvent défaut.

Avant l'épanchement pleural, l'auscultation fait percevoir un bruit de frottement (frottement pleural), facile à reproduire et percevoir en frottant avec un doigt le dos de la main appuyée sur l'oreille ; ce bruit peut manquer aussi ou n'être que difficilement appréciable. Lorsque l'épanchement se produit, l'auscultation donne, dans la partie inférieure de la poitrine qui correspond à la masse liquide, au lieu d'un affaiblissement du murmure respiratoire, comme dans le cas de pleurésie sèche, une absence complète de ce bruit et une sorte de léger gargouillement. La percussion rend un son mat dans ces limites et une résonnance exagérée dans la partie supérieure où l'oreille perçoit aussi une exagération des bruits respiratoires.

Il y a en même temps discordance dans les mouvements respiratoires ; le flanc se creuse lorsque la poitrine se gonfle et réciproquement, c'est même sur cette discordance que se différencie, pour une partie, le diagnostic de la pneumonie.

La production de l'épanchement amène une accalmie dans les symptômes ; la toux cesse et le jetage n'existe pour ainsi dire plus, mais, par contre, à mesure que cet épanchement prend de l'importance, le gonflement pulmonaire est entravé : la respiration devient plus difficile et l'hématose insuffisante. Le décubitus est impossible en dehors de la position sternale. À mesure que la maladie fait des progrès, les fonctions générales se troublent, les urines deviennent rares et la miction difficile.

La résolution survient vers le 4e ou le 5e jour et s'établit généralement après une crise de sueur ou une abondante émission d'urine : alors, tous les symptômes généraux diminuent d'intensité, l'appétit renaît, la respiration se régularise, les reins redeviennent flexibles, etc. La guérison peut être complète du 7e au 10e jour, mais la terminaison par résorption ne survient guère que lorsque l'épanchement n'a acquis que peu d'importance.

Livrée à elle-même, la pleurésie se termine sûrement par la mort, soit par asphyxie, soit à la suite d'une intoxication par manque d'hématose.

Il y a *pleuro-pneumonie* lorsque cette dernière affection vient se greffer sur la première, ce qui est rare, alors que le contraire est assez fréquent.

Etat chronique. — Le passage à l'état chronique s'effectue souvent sans transition appréciable : c'est une terminaison rare de la pleurésie subaiguë ; elle s'observe surtout chez des animaux âgés et débilités, placés dans des écuries ou chenils manquant d'hygiène. Il y a essoufflement, faiblesse ; toux petite, sèche, quinteuse, irrégulière, avec la discordance signalée à l'état aigu ; matité dans les régions inférieures de la poitrine ; disparition du murmure en bas ; pouls petit. Le plus souvent, l'animal succombe à une poussée aiguë ou meurt par asphyxie.

Pleurésies purulentes.— Elles sont déterminées par une invasion des germes de la suppuration : streptocoques, staphylocoques, ou de la septicémie, et qui donnent naissance à un exsudat fibrineux, purulent ou putride ; les sacs pleuraux semblent convertis en abcès, c'est pourquoi ces pleurésies sont désignées sous le nom d'*empyème* (*Cadéac*, loco. cit.).

Les broncho-pneumonies par corps étrangers, la tuberculose, la gourme, le typhus, la maladie du jeune âge, l'infection purulente, etc., etc., sont les élément étiologiques.

Etat aigu. — Traitement. — 1º Révulsifs énergiques à demeure.

2º **Triade dosimétrique** contre la fièvre.

3º Toutes les deux heures :

> **Pilocarpine,**
> **Scillitine,**
> **Vératrine,**
> **Caféïne,**

ensemble, 1 granule de chaque.

4º **Hypagol** à dose purgative tous les deux jours.

5º Thoraceutèse si l'épanchement est nettement accusé. Sérum artificiel.

Etat chronique :

> **Arséniate de fer,**
> **Arséniate de strychnine,**
> **Acide salicylique,**
> **Quassine,**

6º Boissons mucilagineuses :

Mashes, barbotages, thé de foin.

(Chien) : lait, bouillon gras, viande de cheval (progressivement).

7º Lorsque la pleurésie a des tendances à devenir *purulente*, donner

	cheval	chien
Sulfhydral	10 granules	5 granules
Iodoforme	5 —	2 —
Arséniate de soude	5 —	1 —

4 fois par jour, à intervalles égaux.

8° **Hypagol** à dose laxative et journalière dans le barbotage du matin, ou, pour le chien, dans un peu de café noir sucré, très concentré.

Pneumonie

Cheval. — Chien.

La pneumonie, inflammation du tissu pulmonaire est fréquente chez le cheval, tandis que chez le chien elle se présente plutôt comme complication d'une bronchite capillaire et se limite à quelques lobes pulmonaires, chez le cheval, elle envahit une partie importante du poumon, un lobe tout entier et présente une gravité exceptionnelle.

On distingue des pneumonies aiguës, chroniques, franches, frustres, uni-lobulaires, bilobulaires, sporadiques, endémiques, gangréneuses, etc., etc.

Pneumonie franche. — Symptômes. — *Etat aigu.* — Frisson initial pouvant durer plusieurs heures, tristesse, abattement, somnolence, l'animal se tient debout mais la tête baissée, les paupières mi-closes. La soif est vive, l'appétit nul, la bouche sèche, chaude ; les reins raides, insensibles à la pression ; l'urine rare, colorée, les muqueuses injectées, rouge un peu safrané. Le pouls est fort (60° à 90° cheval) (110° à 130° chien) ; les mouvements du cœur tantôt faibles, tantôt bondissants.

La respiration marque de 20 à 36 mouvements par minutes ; l'inspiration est brève, incomplète, l'expiration longue, difficile, avec un léger temps d'arrêt entre les deux mouvements respiratoires. La dyspnée est très prononcée, surtout lorsque l'engouement s'étend à une

vaste étendue des lobes pulmonaires, alors la difficulté
de la respiration fait que les naseaux sont très dilatés
et d'une mobilité fort restreinte.

Il y a du jetage séreux, peu abondant, qui augmente
plus tard, mais sans acquérir jamais beaucoup d'importance, il serait d'ailleurs sans caractère tranché, si
ce n'était sa coloration légèrement rougeâtre, couleur
de brique (jetage rouillé) qui n'est pas cependant manifeste dans tous les cas.

L'auscultation à cette époque de début fait percevoir
au niveau des parties où siège l'engouement, un affaiblissement notable du murmure respiratoire et la percussion dénote une submatité.

Le râle crépitant est le signe le plus caractéristique
de la pneumonie à sa période initiale ou congestive; il
peut ne durer que douze, vingt-quatre et quarante-huit
heures et disparaître avec la formation de l'hépatisation
de la période d'état.

Période d'état. — Il y a hépatisation pulmonaire ;
alors la fièvre devient plus intense, la température
monte à 41° 5, 41° 8 avec des exacerbations le soir et des
défervescences le matin, quelque faibles soient-elles.
Le jetage déjà peu abondant disparaît presque entièrement. La respiration est plus accélérée, le flanc tremblottant ; l'inspiration courte, l'expiration saccadée.

La percussion donne une matité complète dans toute
l'étendue qui correspond à l'épathisation et une résonnance exagérée au niveau des parties saines. L'auscultation de ces deux points fait constater : dans le premier, la disparition complète du murmure respiratoire
et du râle crépitant qui sont remplacés par le souffle
tubaire et, dans le second, un bruit respiratoire exagéré
comme la résonnance. Cette période acquise en quatre
ou cinq jours dure trois ou quatre jours encore et la résolution survient. Cette résolution s'annonce par la cessation de la fièvre, un peu de souplesse des reins, une
respiration plus ample et moins fréquente, la décoloration des muqueuses et enfin, chose que nous avons sou-

vent observée, par une sorte de crise urinaire ou d'abondantes sueurs.

Survient alors le râle crépitant de retour, qui disparaît en deux ou trois jours, pour faire place à un murmure respiratoire de plus en plus normal.

L'accentuation de la fièvre et des symptômes généraux, l'affaiblissement, la difficulté de la respiration sont des phénomènes de complication, précurseurs de la mort.

Pneumonie gangréneuse. — C'est une forme avec jetage plus abondant, purulent, infect, prostration énorme. Il y a formation d'abcès dont l'ouverture, dans une grosse bronche, donne naissance au jetage. Lorsque les abcès sont vides et ne contiennent que de l'air, la percussion fait entendre une résonnance tympanique et l'auscultation du râle caverneux souvent accompagné d'un gazouillement très prononcé dû à l'agitation du pus dans les bronches. L'abcédation peut s'effectuer dans la plèvre, alors le souffle amphorique remplace le râle caverneux : il est souvent si intense qu'il peut être perçu de tous les points du corps; en ce cas, la mort survient par septicémie ou infection purulente en vingt-quatre ou quarante-huit heures.

Pneumonie chronique. — Elle est rare, les quelques cas signalés l'ont été sur des animaux débilités par l'âge ou une mauvaise nourriture.

Lorsque la pneumonie tend à devenir chronique, l'animal reste faible, sans appétit ; ses muqueuses sont pâles ; le jetage reste muco-purulent et souvent disparaît tout à fait. L'auscultation trahit quelque chose d'inhabituel dans les bruits pulmonaires à telle ou telle région de la poitrine, des signes qui dénotent l'oblitération des vésicules pulmonaires. L'animal maigrit rapidement et si un redoublement de la maladie survient, il succombe.

Traitement. — A la période congestive : 1° Saignée de trois à quatre litres ; 2° Moutarde à demeure (2 k.) sous la poitrine et 1 k. en lotion sinapisée sur le dos, les reins, les épaules, la croupe (chez le cheval).

Chez le chien : huile sinapisée, huile de croton, feu liquide sur les côtés de la poitrine, le poil étant préalablement tondu s'il est naturellement long.

3º **Triade dosimétrique** 1 granule tous les quarts d'heure.

4º Toutes les deux heures (à la période d'état) :

	Cheval	Chien
Emétine	2 granules.	1 granule.
Pilocarpine	5 —	1 —
Arséniate d'antimoine.	5 —	1 —

ensemble.

5º **Hypagol** à dose purgative.

6º Contre le caractère gangréneux :

	Cheval	Chien
Sulfhydral	5 granules.	2 granules.
Arséniate de fer	4 —	—
Iodoforme	5 —	—
Quassine	10 —	—

7· Fumigations antiseptiques et émollientes dans tous les cas, mais se méfier de la suffocation.

8º Contre l'état chronique :

> **Arséniate de strychnine,**
> **Sulfhydral,**
> **Terpine.**

1 granule trois fois par jour.

Soins hygiéniques; boissons tièdes. — Couverture de saison. — Nourriture tonique progressive.

Prurit

Cheval. — Chien

Le Prurit est une sensation de démangeaison atteignant un degré extrême qui porte l'animal à se frotter contre tous les corps durs qui l'environnent, pour satisfaire au calme passager que procure ce frottement, lequel devient bientôt la cause d'une irritation plus grande, équivalent à une sorte de brûlure, avec douleur et tuméfaction des parties atteintes. Il y a hyperesthésie cutanée qui procède d'une irritation de ses extrémités nerveuses. Le prurit peut dépendre des insectes comme dans la gale, de la piqûre de certaines mouches, des poux, etc. Il accompagne la majeure partie des affections cutanées et dépend aussi de la malpropreté, du défaut de soins que l'on doit prendre de la peau des animaux.

Son intensité rend l'animal indiscipliné, indifférent même à la nourriture ; la démangeaiseon le préoccupe seule et pour la calmer, il n'hésite pas à mordre la région sensible, voire même jusqu'à déterminer des plaies.

Traitement. — Lorsque le prurit est dû à la présence de parasites, il faut instituer le traitement externe spécial à ce genre d'affections, mais en le faisant précéder de nettoyage et désinfection totale des écuries ou chenils, de lavages cutanés et lotions antiseptiques consécutives.

Après ces lavages et lotions, la peau étant bien séchée, on appliquera sur toutes les parties atteintes, préalablement tendues, diverses pommades ou mixtures, variables avec le genre d'affection, et consistant en : pommade d'Helmerick, sulfuro-tonique, au sulfate de zinc, arsénicale, à la vaseline boriquée ou lysolée ; ou mixtures comme : Glycolé d'amidon saturné opiacé, glycérine iodée, vaseline iodoformée, eau de crésyl, de lysol, etc., etc. Les bains de son ont eu quelques résultats, ainsi que les bains sulfureux, mais nous n'en sommes pas partisan dans certains cas.

L'**Hypagol** sera administré à dose purgative puis laxative, pour maintenir une dérivation intestinale, toujours favorable, attendu que la constipation accompagne toujours cet état pathologique.

En raison de l'exhalation cutanée du **sulfhydral**, nous recommandons son emploi, même dans les cas de prurit parasitaire, où il ne peut avoir qu'un heureux résultat. On lui adjoindra la **vératrine** pour calmer l'exacerbation de la sensibilité des extrémités nerveuses de la peau.

En résumé, on donnera ensemble :

Sulfhydral,
Vératrine,
Arséniate de soude,

1 granule 3 fois par jour, jusqu'à cessation du prurit.

Il importe, dans le prurit non parasitaire, de modifier le régime, qui est souvent une cause déterminante, surtout chez le chien d'appartements, de restaurateurs et autres, nourri de débris alimentaires.

Ce régime se composera de vert et barbotages nitrés chez le cheval, et de lait ou soupes d'herbes chez le chien.

Rachitisme

Chien

Cette affection est assez fréquente chez le chien qui, dès sa naissance, présente des proportions notablement plus faibles que ses frères de la même portée et qui, en raison de cette faiblesse, se voit écarté des mamelles maternelles et ne profite qu'à de rares intervalles d'un lait absolument indispensable dans la première période de l'existence.

Même après le sevrage, il semble que les aliments absorbés par le chien rachitique ne sont qu'incomplètement assimilés et ne fournissent pas au développement général, l'appoint que l'on serait en droit d'exiger de leur qualité et de leur quantité.

SYMPTÔMES. — Le rachitisme se traduit par une faiblesse d'un bipède ou d'un membre, un manque d'accroissement, de développement et surtout par une courbure, une torsion, une déviation d'un ou plusieurs membres. Si la maladie n'est pas arrêtée dans sa marche, on voit

survenir la période de consomption rachitique (Cagny).
Peu à peu, le gonflement, la déformation se prononcent
davantage; les os des membres arrivent à se fracturer
spontanément. La locomotion devient à peu près impossible, ou bien les animaux ne peuvent plus que se trainer
péniblement.

Dobler a décrit un cas de rachitisme chez le chien,
dans lequel la jambe était tellement tordue en spirale de
droite en haut, et extérieurement, à gauche en bas et
interne autour de son axe, que l'olécrane s'écartait du
tronc comme chez les bull-dogs.

Ordinairement le rachitisme est chronique; la maladie
peut durer longtemps. La mort est une terminaison
fréquente, bien que cependant des cas peu prononcés
puissent être guéris spontanément par la suractivité de
développement de l'âge adulte, mais malgré cet heureux
résultat, l'animal n'acquiert jamais qu'une taille inférieure; il est moins robuste et souvent difforme.

Traitement. — C'est surtout aux toniques et aux reconstituants osseux qu'il faut avoir recours, tels que
l'huile de foie de morue lécithinée ou phosphorée, le
glycérophosphate de chaux, etc.

Nous conseillons :

> **Arséniate de strychnine**..... 1 granule
> **Glycérophosphate de fer**.... 2 —
> **Quassine**...................... 2 —

ensemble, 4 fois par jour.

Supprimer la strychnine le 3e jour pour la reprendre
4 ou 5 jours après; son administration n'ayant pour but
que d'ajouter au traitement une légère excitation des
fonctions générales et surtout digestives et assimilatrices.

Entretenir la liberté du ventre d'une façon continuelle
par l'**Hypagol**, que nous ne prescrivons que tempesti-
vement, en raison de l'action évacuatrice maintes fois
prouvée de la strychnine.

La viande de cheval que nous proscrivons par principe comme alimentation continue, sera donnée largement en cette circonstance, mais crue.

Le lait, additionné d'eau de Vichy, sera la boisson de choix.

Hygiène. — Promenade.

Rhumatisme

Cheval — Chien

Le rhumatisme est une affection diathésique, acquise ou héréditaire, caractérisée par un état fluxionnaire des articulations, des muscles et des viscères.

Son siège de prédilection est le tissu fibro-séreux des articulations ; on le désigne alors sous le nom de rhumatisme articulaire ; le rhumatisme musculaire siège sur un muscle ou sur un groupe musculaire, il est toujours beaucoup plus douloureux que le précédent. La localisation viscérale n'est pas rare, mais le diagnostic en est à peu près impossible chez les animaux ; chez l'homme même, il n'est basé que sur la déduction qui en est faite du tempérament du sujet.

Le rhumatisme, quelle que soit sa forme, est peut-être la maladie de l'espèce humaine qui a le plus de tendance à la vulgarisation ; nous sommes convaincu que si les observations faites sur les animaux ne sont pas plus nombreuses, cela tient à ce que, insoupçonné, il ne donne lieu qu'à des investigations fort restreintes, puis et surtout, en raison de la difficulté d'établir le diagnostic différentiel sur une symptomatologie peu déterminée et par trop similaire à celle d'une foule de maladies diverses.

Nous limiterons notre description au *rhumatisme articulaire* et au *rhumatisme musculaire*.

Rhumatisme articulaire. — Symptômes. — Fièvre légère, inappétence, constipation ; urines foncées et plus rares, laissant déposer de l'acide urique et des urates ; éruptions cutanées de natures diverses ; palpitations, bruits cardiaques; arythmie ou battements tumultueux du cœur pendant la marche; gonflement articulaire rendant tout contact et tout mouvement douloureux.

Rhumatisme musculaire. — Symptômes. — Ce sont ceux du rhumatisme articulaire, avec cette variante que la douleur siège sur un groupe musculaire quelconque et que cette douleur est encore plus vive et les mouvements plus douloureux.

Traitement. — 1° 4 fois par jour :

Salicylate de soude .... 4 granules
Benzoate de lithine 4   —
Hydro-ferro-cyanate de quinine ... 4   —
Colchicine 1   —

de 3 heures en 3 heures, ensemble.

2° Appliquer sur les articulations ou régions douloureuses, après friction préalable, l'une des préparations suivantes :

1° Huile de jusquiame.............
   ou Baume tranquille............ } 80 gr.

2° Chloroforme anesthésique.......
   Laudanum de sydenham........ { aa 10 gr.

3° Salicylate de méthyle ....
   Essence de Winter Green........
   Huile d'amande douce .... } aa 50 gr.

4° Acide salicylique ....   10 gr.
   Teinture de belladonne.......... 10 gr.
   Alcool à 80° .... 50 gr.
   Huile de ricin.................. 100 gr.

Entourer la partie d'ouate maintenue au moyen de bandes de flanelle.

3° 2 fois par jour, 3 ou 4 granules de

Carbonate de lithine,
Caféine,
Pilocarpine,

ensemble.

4º **Hypagol** à dose purgative toutes les 48 heures pendant la période congestive.

5º Thé de foin; lait coupé d'eau de Contrexéville ou Vittel; barbottages avec 30 gr. de bicarbonate de soude (cheval), 10 gr. (chien) pour 1 litre de lait.

6º Litière sèche; tenir chaudement.

Petite promenade journalière, quand les mouvements seront moins douloureux, en vue de faciliter le fonctionnement articulaire ou musculaire et la résorption de l'épanchement péri-articulaire.

Satyriasis

Cheval. — Chien

C'est un état d'exaltation morbide des fonctions génitales, se traduisant par une tendance continuelle au coït avec pouvoir de le répéter un grand nombre de fois. Le mâle entier éprouve de violentes érections permanentes ou incessamment répétées; le satyrasis diffère du priaprisme à cause de ce désir ardent et insatiable de répéter l'acte vénérien et de l'aptitude à l'accomplir, qui n'ont pas lieu dans le priaprisme.

L'irritation, l'inflammation de la tête du pénis, de l'urèthre, la privation absolue et forcée de l'accouplement, le voisinage des femelles en chaleur, surtout au printemps, telles sont les causes auxquelles on peut attribuer le satyriasis, d'ailleurs fort rare chez les animaux.

TRAITEMENT. — 1º Eloigner le mâle des femelles surtout de celles qui sont en chaleur.

2º Donner pendant 3 ou 4 jours de suite l'**Hypagol** à dose purgative.

3º Administrer 3 fois par jour pendant 10, 15 jours consécutifs :

Bromure de camphre,
Valérianate de quinine,
Chlorhydrate de morphine,

ensemble, 1 granule de chaque.

Nous ne prescrivons cette médication qu'à titre d'essai, sans compter beaucoup sur son action définitivement curative, laquelle ne peut être sûrement attendue que de la castration.

Spasme de la vessie et du col utérin

Jument. — Chienne

On désigne sous le nom de spasme, un état nerveux spécial, à causes variables, mal connues, consistant en une contraction spasmodique plus ou moins prononcée d'un appareil musculaire, formant sphincter, et plus spécialement, pour le cas qui nous occupe, du col de la matrice et du col de la vessie.

Cet état pathologique se rencontre chez la jument et la chienne, mais plus fréquemment chez cette dernière ; le spasme vésical s'observe aussi chez le mâle.

SPASME DE LA VESSIE. — Particulièrement observé sur le cheval et la jument, survient à la suite d'une continence prolongée, lorsque le conducteur surmène l'animal et s'oppose au repos nécessaire à l'urination. La vessie se gonfle et présente par l'accumulation de l'urine l'état d'impuissance contractile que nous avons signalé en parlant de la parésie de cet organe. En fait, ces deux états peuvent dériver de l'une ou l'autre de ces causes. L'animal est inquiet, trépigne, regarde son flanc et se campe avec fréquence ; les efforts effectués en vue d'uriner n'ont d'autre résultat qu'un échappement de quelques gouttes de liquide, il y a de véritables coliques entraînant de l'anxiété et une légère congestion des centres nerveux.

La tension exagérée de la vessie peut, sous l'action des

efforts effectués, des chutes brusques sur le sol, déterminer sa rupture et une péritonite consécutive mortelle ;
cette complication est rare et l'affection cède généralement à une intervention médicale et mécanique.

Traitement. — Que le spasme soit initial ou qu'il
résulte d'une distension exagérée de la vessie, il faut, par
un sondage rectal, vaincre la résistance du col en exerçant
des pressions modérées sur l'organe distendu, de façon
à provoquer l'évacuation d'une certaine quantité d'urine ;
on administrera ensuite, de 1/4 d'heure en 1/4 d'heure ;

> **Sulfate d'atropine,**
> **Chlorhydrate de morphine,**
> **Arséniate de strychnine,**
> **Camphre monobromé,**

1 granule de chaque.

Il est très rare que le spasme ne cède à 5 ou 6 administrations des agents ci-dessus. Quoi qu'il en soit, leur
usage sera continué jusqu'à effet.

Spasme du col de l'utérus. — Les symptômes sont à
peu près ceux du spasme du col de la vessie, sauf que
les contractions sont utérines et rendent le part à la fois
très long et très laborieux. Après des efforts réitérés pour
expulser le fœtus, la dilatation du col de l'utérus ne se
produit pas et l'animal essoufflé, épuisé par ces vains
efforts, tombe anéanti sur le sol. Les yeux sont injectés,
la bouche ouverte, la respiration vive et plaintive.

Traitement. — On peut essayer l'introduction du
doigt dans l'orifice du col, mais mieux vaut encore avoir
recours à l'administration des granules préconisés pour
le spasme de la vessie, en leur adjoignant des badigeonnages du col, avec de la **teinture de belladone,** effectués en même temps que cette administration. Les
douches froides sur les reins et mieux encore l'irrigation continue au moyen d'un tube de caoutchouc, ont eu
de bons résultats.

Surra

Cheval. — Chien

Le ou la surra est une maladie à caractère épizootique semblable à la nagana du centre de l'Afrique et qui a causé tout récemment de grands ravages à l'île Maurice.

C'est une affection due à la présence dans le sang, d'infusoires parasites du genre trypanosoma, lesquels sont colportés par les mouches suceuses de sang dans le genre de la tsé-tsé.

Elle a été observée surtout sur les bœufs et les chevaux, mais aussi sur les chiens par les docteurs Laveran, Alfred Lesur, Aimé Lesur, Camboulève, Sourrel, etc. Doruty de Grandpré, directeur du muséum de Port-Louis (Ile Maurice), attribue la surra à la piqûre de la mouche *sotonioxis nigra*. C'est un trypanosome Evansi qui a produit l'épizootie de l'île Maurice.

SYMPTÔMES. — Le début de la maladie est insidieux ; on observe : de la mollesse d'abord ; l'appétit parfois diminue, puis la fièvre se déclare, atteint et dépasse 41°. Quelques animaux meurent à cette période, mais la plupart du temps, la température, au bout de deux ou trois jours, s'abaisse, soit momentanément, soit sous l'influence du traitement.

Des exacerbations peuvent se produire à quatre ou cinq jours ou même neuf ou dix jours d'intervalle. Bientôt surviennent des œdèmes assez considérables, au poitrail, à l'hypogastre, au fourreau ; ces œdèmes, de nature fibrineuses, ne donnent à l'incision qu'une faible quantité de sérosité, dans laquelle on trouve de nombreux trypanosomes.

L'anémie survient rapidement et devient extrême. Les conjonctives sont exsangues et la muqueuse buccale blanc d'ivoire. L'appétit cesse complètement et l'animal, bientôt à bout de force, tombe pour ne plus se relever. Lorsque la mort doit survenir rapidement, d'une façon foudroyante, elle est souvent précédée de phénomènes nerveux.

Les chiens de chasse d'importation européenne, succombent fréquemment au Tonkin, à une anémie pernicieuse qu'ils paraissent contracter dans la brousse. M. Blin a observé deux malades ; l'un à l'agonie, présentant de l'exophtalmie, de la kératite ulcéreuse et de l'œdème des membres postérieurs ; l'autre à une période moins avancée de la maladie, était considérablement amaigri, avec respiration anxieuse, souffle labial, cœur affolé, œdème des membres postérieurs, incoordination des mouvements, dépilation générale.

Ces deux animaux étaient couverts de tiques ; le sang renfermait de nombreux trypanosomes. A l'autopsie l'extrême augmentation de la rate caractérisait l'affection.

Le parasite fut une fois retrouvé sur un chien de race annamite, amaigri, dépilé par places, gêné dans sa démarche. Ce chien, bien nourri, reprit rapidement de l'embonpoint, le parasite devint rare dans le sang, et après deux mois d'observation, le sujet paraissait guéri.

Le docteur Boucher fait jouer un rôle considérable à *l'ambiance* et lui attribue de nombreux méfaits dans le développement des maladies en général ; nous croyons qu'en la circonstance, il serait urgent de se préoccuper de cette ambiance, de pratiquer des autopsies nombreuses et des examens microscopiques approfondis. La similitude de la surra avec la généralité des maladies infectieuses microbiennes telles que le charbon, le typhus, la fièvre palustre, la peste etc., etc., semble s'affirmer par la participation du foie et des reins à la phlegmasie générale, et par celle de cet organe à fonctions toujours inconnues que l'on nomme la rate. En effet dans la surra, la rate présente toujours une hyperthrophie marquée et le foie également. Il eût été intéressant de connaître l'effet du trypanosome sur le système ganglionnaire, mais jusqu'à ce jour aucune communication n'a été faite sur ce sujet.

TRAITEMENT. — 1° A la fièvre, aux troubles cardiaques, il faut opposer l'**aconitine** et la **digitaline** ;

2° A l'état cachectique, les **toniques ferrugineux** et autres ;

3° Aux troubles respiratoires, les **arsenicaux** ;

4° A l'infection parasitaire, les microbicides de premier ordre que constituent le **sulfhydral** et l'**iodoforme** ;

5° Pour combattre l'adynamie, c'est à la **strychnine** qu'il faut avoir recours.

Tous ces agents thérapeutiques doivent, étant donné la gravité de l'affection et les doses relativement élevées qu'il est nécessaire d'administrer, être d'une granulation sensiblement supérieure. On donnera 50 à 60 grammes de **sulfhydral** par jour (cheval), 10 à 12 grammes au chien. C'est à l'**arséniate de strychnine** qu'il faut avoir recours de préférence ; l'administration en sera effectuée avec une fréquence proportionnelle au degré d'intensité des symptômes.

L'**aconitine** et la **digitaline** qui lui seront associées avec la granulation habituelle, constitueront la triade défervescente, renforcée par des toniques, comme : **quassine, arséniate de fer, quinine, cacodylate de soude, caféine**.

L'appétit sera surexcité par une nourriture aussi variée que possible et l'eau servant de boisson, sera préalablement soumise à l'ébullition et additionnée d'acide citrique ou de jus de citron ; elle sera donnée à volonté.

Si nous insistons sur l'emploi des arsenicaux, c'est en raison de l'action double qu'ils exercent sur les fonctions respiratoires et cutanées par le fait d'une exhalation destructive pour les parasites et de leur effet maintes fois affirmé sur les manifestations dermiques.

Il sera nécessaire d'administrer alternativement deux sortes d'associations médicamenteuses alcaloïdiques dont voici la formule :

N° 1, 1 granule de chaque, deux fois par jour :

Aconitine,
Digitaline,
Arséniate de strychnine,
Hydro-ferro-cyanate de quinine.

N° 2, 1 granule de chaque, deux fois par jour :

Iodoforme,
Sulfhydral,
Quassine,
Arséniate de fer.

L'**hypagol** est spécialement indiqué suivant nécessité, mais plutôt pour entretenir le fonctionnement intestinal que pour provoquer une réelle purgation qui ne ferait qu'accentuer davantage l'affaiblissement général.

Tétanos

Cheval

Le tétanos est une maladie caractérisée par une tension persistante de certains groupes musculaires et quelquefois de tous les muscles de la vie de relation, tension indépendante de la volonté de l'animal. En vétérinaire, on distingue un tétanos *essentiel* et un tétanos *traumatique* ; il peut être *général* ou *partiel* et, dans ce dernier cas, il a reçu en médecine humaine, une dénomination particulière, suivant les parties qui sont atteintes : on le nomme *trismus* quand il est limité aux muscles des mâchoires ; *emprosthotonos* s'il attaque particulièrement les muscles qui déterminent le sujet à se porter en avant ; *apisthotonos* s'il siège dans le dos et les lombes, et *pleurosthotonos* s'il n'intéresse qu'un côté.

Chez nos animaux, cette distinction est très éphémère ; d'une façon générale, d'ailleurs, le tétanos n'est limité à une région que pendant un temps très court et se généralise toujours.

Etiologie. — Le tétanos essentiel a longtemps été attribué à un refroidissement ou à une immersion dans l'eau froide, alors que les animaux étaient en sueur ; de nos jours, l'origine infectieuse est parfaitement établie. Le microbe du tétanos, découvert par Nicolaïer, a la forme d'une baguette de tambour. Verneuil avait considéré le cheval comme la source de cet agent infectieux ; il croyait qu'il le transmettait à l'homme de même que le chien lui transmettait la rage. Il est plus vraisemblable que le cheval soit très fréquemment atteint de tétanos, en raison de ce qu'il est souvent exposé à des blessures par les harnais ou pendant les manœuvres de la ferrure, et que ces plaies sont des portes ouvertes aux microbes. L'eau, dit Jules Nasselin, est, sans contredit, l'un des véhicules les plus communs que la nature s'est plu à donner aux germes pathogènes ; c'est souvent par elle, en effet, que les virus répandus sur le sol se trouvent à même d'infecter les animaux. La terre est également contagifère, et il n'y a pas de raison pour que le bacille de Nicolaïer ne soit pas non plus transporté par l'air sur les plaies découvertes, à l'état de sporulé ou asporulé, tout aussi bien que les germes pyogènes ordinaires.

Symptômes. — Ils se présentent une ou deux semaines après la formation de la plaie. Au début, on n'observe guère qu'une certaine fixité dans les attitudes ; le malade reste presque constamment debout, la physionomie exprimant une certaine excitation.

Peu à peu, les phénomènes s'accusent, l'encolure est maintenue tendue, la tête redressée, les oreilles droites et immobiles. Quelquefois, la tension musculaire est très accusée dans le train postérieur, la queue est portée horizontalement. La préhension et la mastication des aliments deviennent difficiles, les mâchoires étant serrées l'une contre l'autre. Les membres sont raides, les muscles contractés se dessinent en relief et, au toucher, sont durs et non élastiques. Jusque-là, la fièvre est peu prononcée ; les animaux sont très impressionnables :

lumière, bruit, etc., tout produit de véritables paroxysmes du tétanos avec tension plus brusque des muscles.

Il arrive un moment où les naseaux sont dilatés à l'excès ; le corps clignotant couvre la vitre de l'œil ; la préhension des solides et des liquides est impossible, ainsi que la déglutition, ce qui amène du ptyalisme. C'est à ce degré de la maladie que surviennent les complications de pneumonie gangréneuse due à la pénétration, dans les bronches, de matières alimentaires, par le fait de la difficulté de déglutition. L'asphyxie est imminente par immobilisation des côtes et du dia‑phragme.

Dans les cas très rares de guérison, il faut au moins quinze jours pour que tous les signes aient disparu.

Le pronostic est donc très grave. La localisation du tétanos au train postérieur est beaucoup moins dangereuse qu'au train antérieur, attendu que les animaux peuvent continuer à se nourrir.

Traitement. — La sérothérapie constitue le traitement préventif, il a été opposé avec plus ou moins de succès contre cette dangereuse maladie et doit être employé dans toutes les espèces animales, le cheval notamment, dans les milieux à tétanos, lorsqu'on doit avoir recours à une opération dangereuse à son point de vue, telles que la castration ou celles de la partie inférieure des membres ; les affections du pied, clous de rue, piqûres, javarts ; plaies récentes souillées de boue, de fumier. Son action curative est nulle dans le tétanos à marche lente. (Voir pour le mode d'emploi, Sérothérapie).

Comme traitement curatif allopathique, les plus divers ont été apposés, tous avaient pour but de combattre l'érétisme nerveux. Aubry conseillait d'injecter dans la jugulaire de 50 à 100 gr. d'éther dens un litre d'eau de 37 à 38°. 2 fois par jour pendant 3 ou 4 jours, après avoir fait une saignée de 1 à 3 litres. Trasbot a expérimenté ce traitement sans résultat ; tous les malades mouraient au contraire après l'injection.

La térébenthine à haute dose a eu quelque effet.

Ferrari Joseph obtint, en six jours, une guérison complète au moyen de deux injections trachéales d'une solution d'acide phénique à 1 0/0 ; lait comme boisson, lotions d'eau tiède sur le dos. Le lendemain, nouvelles injections intra-trachéales, le surlendemain, un mieux sensible se manifeste ; on fait des frictions avec une pommade à l'*extrait de belladone* et au *cyanure de potassium* sur les muscles maxillaires. A partir de ce moment, le cheval put manger le fourrage et sa guérison eut lieu le 10e jour.

Nous donnons, à titre de renseignement, un genre de traitement publié dans le *Bulletin Vétérinaire*.

Acétanilide, 10 gr.
Chlorhydrate de morphine, 0.20 à 0.30 centigr.
Chloral cristallisé, 50 gr.

Faire dissoudre dans un demi-litre d'eau chaude et administrer en un lavement tiède. Cette dose sera renouvelée à midi et le soir.

M. Cadet, de Buénos-Ayres, signale un cas de guérison par des injections successives de **Nitrate de Pilocarpine** à faible dose, avec applications, sur les masséters, de *chloroforme* et *éther* à parties égales.

Ces injections furent aidées par celle de *6 centigr.* de **Chlorhydrate de morphine** (2 fois dans la journée).

Nous avons dit, en énumérant les symptômes de la maladie, que l'animal a beaucoup de difficulté pour déglutir, mais quelle que soit cette difficulté, elle permettra toujours la préhension de quelques minuscules granules dosimétriques, et alors, voici le traitement que nous prescrivons :

1° Toutes les 1/2 heures :

Hyosciamine,
Bromure de camphre,
Bromhydrate de cicutine,
Chlorhydrate de morphine.

1 granule de chaque.

2º Dès que l'on obtient une détente musculaire marquée, diminuer les administrations en les effectuant toutes les heures ou deux heures, suivant le cas, et deux fois dans la journée, faire une injection hypodermique de :

> Vératrine ......·........... 10 centigr.
> Nitrate de pilocarpine ..... 10 —
> Eau distillée............... 5 gr.

pour chaque injection.

3º Concuremment, administrer dans les douze heures, 3 lavements ainsi composés :

> Chloral ....· 15 gr.
> Extrait aqueux d'opium...... 1 —
> Eau froide (bouillie).......... 1000 —

pour chaque lavement ;

4º Lait tiède, avec pour chaque litre, 10 grammes de bicarbonate de soude (s'il est possible à l'animal de boire).

Tel est le traitement dosimétrique que nous proposons et, bien que sa composition puisse être l'objet de certaines substitutions de la part de nos confrères dosimètres, il peut être considéré, au fond, comme le seul pouvant assurer les quelques résultats heureux que l'on puisse espérer dans cette grave maladie.

Qu'il nous soit permis de dire ici, après connaissance des nombreuses communications faites sur ce sujet, et pour rendre hommage aux théories séro-thérapeutiques si en honneur à notre époque, que nous considérons les injections de sérum antitoxique comme nécessaires et d'un grand poids dans la balance des succès à espérer en union avec la méthode dosimétrique.

Nous ajouterons que tout résultat heureux dépendra d'une hâtive intervention.

Urétrite

Chien

C'est l'inflammation de la muqueuse du canal de l'urètre ; elle est assez fréquente chez le chien, chez lequel elle simule la blennorrhagie de l'homme, sans en avoir la gravité.

SYMPTÔMES. — Il y a d'abord écoulement muqueux par l'ouverture du canal, puis muco-purulent épais jaune-verdâtre et qui, sécrété en abondance, s'écoule goutte à goutte. Il y a difficulté et fréquence de l'urination ; rougeur et gonflement de la verge et engorgement de la région inguinale et quelquefois des testicules.

Le plus souvent l'urétrite coïncide avec la balanite, car ce sont à peu près les mêmes causes qui la produisent, telles que : l'accouplement d'un chien de forte taille avec une chienne beaucoup plus petite, les efforts volontaires ou provoqués effectués dans le but de détruire l'adhérence coïtale. Nous croyons pouvoir l'attribuer dans certains cas, à l'action irritante des sécrétions vaginales, lors de polypes ou de vaginites à causes variables.

TRAITEMENT. — 1º **Hypagol** à dose purgative renouvelée ;

2º Lotions tièdes antiseptiques composées des liquides suivants :

Décoction de tan	2 litres
Acide borique	40 gr.
Lysol	X gouttes

3º Injections bi-journalières dans le canal, avec :

Eau distillée	500 gr.
Sulfate de zinc	0,50 centigr.
Chlorhydrate de cocaïne	0,05 —

pour 5 injections :

4º Boissons mucilagineuses. — Lait et eau de Vichy.

5º **Uréol,** une cuillerée à café en deux fois dans les boissons mucilagineuses.

Vertige

Essentiel Méningo-encéphalite aiguë du cheval

Cette maladie est due à l'inflammation des méninges et de la substance cérébrale ; elle peut être aiguë ou chronique. Nous la décrirons seulement chez le cheval, bien qu'elle puisse se présenter chez tous les animaux.

Elle est due à un état pléthorique, à des efforts de traction, à une insolation, à des coups, fractures néoplasies, thromboses du cerveau, cœnures, abcès, etc., et peut se terminer par ramollissement cérébral à la suite de la fonte des foyers hémorrhagiques.

Symptômes. — Refus des aliments, difficulté de la marche, torpeur, injection des conjonctives, larmoiement ; l'animal pousse au mur, s'agite de gauche et de droite, quelquefois tire au renard, puis tombe enfin dans une période d'accalmie, pendant laquelle il tient la tête basse, appuyée sur la mangeoire et présente un véritable état de torpeur ; il est indifférent aux excitations extérieures et parfois présente de l'amaurose et de la surdité.

Traitement. — 1º Saignée (2, 3, 4 litres suivant le sujet) d'une fois ou en deux fois, suivant le cas et l'appréciation du vétérinaire. Douches froides sur la tête ;

2º Injection sous-cutanée de :

Sulfate d'ésérine......................	15 gr.
Nitrate de pilocarpine...............	15 —
Chlorhydrate de morphine	1 —
Eau distillée	25 —

pour 2 injections, faites à 2 heures d'intervalle ;

3º Lorsque l'excitation a cessé, administrer les alcaloïdes ci-dessus en granules, à raison de 1 toutes les 3 heures jusqu'à concurrence de 4 par jour ;

4° Lorsque le mieux est sensible, donner exclusivement :

Arséniate de strychnine,
Quassine,

1 granule de chaque 4 fois par jour pendant 3 ou 4 jours ;

5° Comme laxatif : **hypagol** à la dose de 125 grammes par jour dans des barbotages clairs de farine d'orge.

Rationner l'animal et ne lui donner aucun aliment encombrant.

COMPLÉMENT

Pour rendre notre ouvrage plus complet, nous avons traité, dans ce chapitre supplémentaire, de l'anesthésie, de la sérothérapie, si en faveur en ce moment, ainsi que du modus faciendis des recherches urologiques sur lesquelles le diagnostic de diverses affections est appelé à être établi. Nos faibles connaissances sur des questions aussi techniques et peu familières nous font emprunter, ces divers renseignements, au Vade-Mecum de MM. Mollereau, Porcher et Nicolas, en raison de la façon précise et sommaire avec laquelle elles sont traitées dans cet intéressant ouvrage. Nous les reproduisons loco-citos et terminons par une description des poisons et leurs antidotes.

ANESTHÉSIE

La méthode d'anesthésie chirurgicale consiste dans la suppression ou la diminution artificielle et temporaire de la sensibilité, pratiquée dans le but d'épargner de la douleur aux patients et de les immobiliser.

Elle est générale quand elle amène le sommeil de

l'individu avec résolution musculaire; locale lorsqu'elle détermine l'insensibilisation d'une partie restreinte du corps.

Anesthésie générale

Les méthodes en usage sont de deux sortes :

1° *Méthodes simples*, basées sur l'emploi d'un composé chimique, appelé anesthésique;

2' *Méthodes mixtes*, reposant sur l'association de deux anesthésiques, ou d'un anesthésique à une ou plusieurs substances dont l'action physiologique est différente.

MÉTHODES SIMPLES. — Elles utilisent trois anesthésiques principaux: le chloroforme, l'éther, le chloral; les deux premiers, absorbés par inhalations, le troisième, administré en injection intraveineuse.

CHLOROFORMISATION ET ETHÉRISATION. — Chez les grands animaux et le chien, on place des éponges et des compresses imbibées de chloroforme ou d'éther très pur devant les cavités nasales, à une distance de 5 à 6 centimètres, de façon à permettre le mélange, à l'anesthésique, d'une quantité suffisante d'air respirable. Dans l'anesthésie du chien par le choroforme, on force l'animal à respirer par la bouche. L'anesthésique doit être administré goutte à goutte : cependant, lorsque l'agitation de l'animal se prolonge, ce qui est fréquent avec l'éther, on augmente rapidement la dose.

La période d'anesthésie confirmée étant atteinte, ce dont on est averti par l'insensibilité complète de la cornée, on maintient l'animal dans cet état pendant une demi-heure ou une heure en lui faisant respirer avec modération, des vapeurs anesthésiques, à la moindre réapparition de la sensibilité.

Après cessation des inhalations, l'anesthésie confirmée persiste encore huit à dix minutes avec le chloroforme; trois à quatre minutes avec l'éther.

Il est essentiel durant l'anesthésie et pendant le sommeil de n'apporter aucun obstacle à la respiration, surtout à l'expiration.

Lorsque des syncopes se produisent, syncopes respiratoires les plus fréquentes, ou syncopes cardiaques, soit aux débuts, soit dans le cours de l'anesthésie, elles sont combattues par la respiration artificielle, les tractions rythmées de la langue, les excitations cutanées violentes, et, lorsqu'il y a nécessité (obstruction des premières voies respiratoires) la trachéotomie.

Les accidents de syncope sont prévenus : par l'emploi d'un anesthésique pur ; par une pratique convenable de l'anesthésie associé à la surveillance étroite de la circulation, de la respiration et du réflexe cornéen, pendant toute la durée de l'opération ; par les méthodes mixtes.

Doses approximatives

Choroforme

Cheval .... 100 à 120 grammes.
Chien ....   10 à 20   —
Anesthésie en vingt minutes.

Ether

Cheval .... 100 à 150 grammes.
Chien ....   10 à 20   —

CHLORALISATION. — Le chloral est un agent à la fois hypnotique et anesthésique. A doses modérées, il provoque le sommeil sans altérer la sensibilité ; à doses plus élevées, il amène l'anesthésie complète.

Le seul prodédé efficace d'administration du chloral est l'injection intraveineuse. L'injection est faite chez le cheval dans la jugulaire ; chez le chien dans les veines superficielles, habituellement dans la saphène externe.

Elle doit être poussée avec lenteur et interrompue de temps en temps ; il faut l'arrêter au moment où l'on entend des borborygmes, signes avertisseurs du commencement de l'anesthésie. On doit éviter autant que possible l'introduction du chloral, qui est irritant, dans le tissu conjonctif sous-cutané.

Le sommeil, durant la chloralisation survient progressivement dans le plus grand calme ; la période d'excitation de l'anesthésie par le chloroforme ou l'éther n'existe pas.

Le chloral a l'inconvénient : 1° de provoquer la vaso-dilatation et d'augmenter les hémorragies en nappes des plaies ; 2° de donner parfois lieu, par sa causticité à des accidents survenant au cours de l'anesthésie (arrêts de la respiration), ou dans les jours qui suivent (tuméfaction de la région et nécrose étendue).

Doses

Cheval	100 à 150 grammes.
Chien	4 grammes en moyenne.

MÉTHODES MIXTES. — Leur but est d'éviter les dangers de l'agent principal en empêchant l'imprégnation exagérée de l'organisme et de rendre l'anesthésie plus rapide et plus régulière. Il est atteint par l'association de deux anesthésiques où d'un anesthésique et d'un hypnotique :

1° Ether et chloroforme :

Ether.............. 2 grammes.
Chloroforme........ 1 —

Très recommandé chez les petits animaux.

2° Atropine, morphine, chloroforme. Méthode de Ch. Bernard.

Injecter un quart d'heure avant l'opération, un quart de centimétre cube par kilogramme du poids de l'animal, une solution de :

Chlorhydrate de morphine,
Sulfate d'atropine.
Eau distillée.

D'après Kaufmann, il faudrait injecter deux centimètres cubes de solution ci-dessus, puis l'inhalation de chloroforme suffirait pour obtenir une anesthésie complète et durable.

3° Morphine-chloroforme, ou morphine-éther.

On injecte cinq milligrammes par kilogramme; l'injection doit être précédée d'une injection souscutanée de morphine.

Anesthésie locale

Elle s'obtient au moyen de la glace, des réfrigérants appliqués sur la région, ou l'évaporation de l'éther, du chloroforme, du chlorure et bromure d'étyle, acide carbonique liquide et solide, réduits à l'état de poussières fines, au moyen de pulvérisateurs. Ces pulvérisations ne déterminent qu'une analgésie superficielle, qui peut, dans certains cas, être inapplicable ou insuffisante ; il faut, en ce cas, avoir recours à des injections de *cocaïne* autour de la partie à anesthésier.

Ne pas dépasser 5 centigr. pour la totalité des injections effectuées d'une seule séance.

Sel anesthésique de Schleich :

Chlorhydrate de cocaïne.....	10 à 20 centigr.
— morphine...	25 milligr.
Chlorure de sodium.........	20 centigr.
Phénol à 5 0/0	2 à 10 gouttes.
Eau distillée	100 gr.

L'aiguille de la seringue, enfoncée tout autour de la partie, doit être dirigée dans des sens divers pour que le liquide soit bien disséminé.

L'insensibilisation dure de 15 à 20 minutes.

Cagny donne la formule suivante :

Chlorhydrate de cocaïne...	10 centigr.
Sublimé corrosif..........	2 milligr.
Eau distillée.............	10 grammes.

3 à 5 centimètres cubes de cette solution suffisent largement pour le chien.

EUCAÏNE. — Employée sous forme de chlorhydrate en solution à 2 p. 100 en injections hypodermiques (analgésique).

HOLOCAÏNE. — Anesthésie très rapidement l'œil sans déterminer de dilatation pupillaire. Employer la dissolution de chlorhydrate à 1 p. 100 à raison de 4 à 5 gouttes d'abord, puis 3 ou 4 une minute avant l'opération.

GAÏACOL. — Son action anesthésique est lente,

mais durable ; on l'emploie pour les brûlures soit en badigeonnages, soit en injections sous-cutanées.

Dans ce dernier cas, on se sert de la solution d'André :

Gaïacol . . . .   1 gramme
Huile neutre stérilisée. . . . .   20 cent. cubes

Chez le chien, 10 minutes après l'injection, on observe les effets de l'anesthésie.

SÉROTHÉRAPIE

Sérums artificiels

Solution de divers sels alcalins dont l'utilisation thérapeutique prend de plus en plus d'importance, en raison des bons résultats qu'on a obtenus. Ils sont de deux sortes : les sérums concentrés (Sérum de Trunecek) et les sérums dilués (S. physiologique, sérum de Hayem). Ceux-ci sont les plus employés

INDICATIONS. — A *Lavage du sang* dans le cas de :

a) Etats typhoïdes du cheval ;

b) Paralysies infectieuses chez le cheval ;

c) Ictère grave du chien ;

d) Coryza gangréneux du bœuf ;

e) Entérites (le sérum de Hayen est ici recommandé parce que le sulfate de sodium, en injection intraveineuse, a une action constipante).

f) Pleurésie du cheval.

2º *Auto-intoxications* :

a) Urémie ;

b) Eclampsie ;

3° Intoxications médicamenteuses.

4° Brûlures étendues, pour débarrasser l'organisme des produits de déchets fabriqué à leur niveau.

B) Hémorragies graves (anémies consécutives).

C) Relever la sensibilité générale, exciter le système nerveux, combattre le collapsus.

D) Relever la nutrition. Favoriser l'hématopoïèse de certains états chroniques tels que la diarrhée chronique.

Contre-indications. — **1°** Lorsque le myocarde est atteint ; **2°** Lorsque le rein est malade.

TECHNIQUE

L'injection intra-veineuse devrait être employée chez les animaux, de préférence à l'injection sous-cutanée ou à l'injection intra-péritonéale ; elle ne l'est cependant pas, parce que sa technique est moins simple, surtout chez les petits animaux, que celles des autres injections.

FORMULES

1° *Sérum physiologique*

Chlorure de sodium........   8 gr.

Eau pure ....   1 litre.

2° *Sérum de Hayem*

Chlorure de sodium.....   5 gr.

Sulfate de sodium ......   10 gr.

Eau distillée ....   1 litre.

Au sérum physiologique et au sérum de Hayem, il est recommandé d'ajouter la *caféine* (10 centigr. par 100 centim. cubes) et du *benzoate de sodium* (autant que de caféine) La caféine vient ajouter son action tonique. Voici la formule :

3° *Sérum caféiné*

Chlorure de sodium...... 7 gr.
Caféine................. 1 gr.
Benzoate de sodium...... 1 gr.
Eau stérilisée.......... 1 litre.

Desoubry utilise dans la pneumonie infectieuse du cheval, la formule suivante :

4° *Sérum à la spartéine*

Chlorure de sodium...... 7 gr.
Sulfate de spartéine 0,025
Sulfate de strychnine.... 0,01
Eau stérilisée .... 1 litre.

5° *Sérum de Trunccek*

Sulfate de sodium.......... 0,44
Chlorure de sodium........ 4,92
Phosphate de sodium....... 0,15
Carbonate de sodium....... 0,21
Sulfate de potassium....... 0,40
Eau distillée et stérilisée.... quantité suf-
fisante pour 100 centim. cubes.

Il s'agit ici d'un sérum concentré qui s'injecte sous la peau comme excitant de la nutrition.

DOSES (sérums dilués). — *Chez le cheval,* on peut injecter en une seule fois 1 à 2 litres de sérum et répéter l'injection une deuxième fois dans la journée, s'il y a urgence. On diminue la dose si l'état va en s'améliorant.

Chez le chien on injectera de 100 à 500 centimètres cubes, suivant la taille.

Sérums organiques

Sérum antistreptococcique

Fourni autrefois par des chevaux immunisés contre le streptocoque pyogène et aujourd'hui par des chevaux immunisés contre les divers types de streptocoques, ce sérum est délivré par l'Institut Pasteur de Paris en flacons de 10 centim. cubes qui ne doivent être ouverts qu'au moment de l'emploi. Il conserve ses propriétés s'il est maintenu à l'abri de la chaleur et de la lumière.

Indications. — Le sérum antistreptococcique actuel est polyvalent, c'est-à-dire actif contre les divers types de streptocoques.

Il est indiqué dans le traitement de *l'anasarque*, des affections gourmeuses (exception faite pour les formes lymphatique et purulente). Ses effets sont d'autant plus nets et plus rapides, qu'il est employé un temps plus court après le début de l'affection.

Mode d'emploi. — Le sérum est injecté dans le tissu conjonctif sous-cutané, avec une seringue de Pravaz stérilisable à l'eau bouillante. On ne doit injecter au même point que 0,10 centimètres cubes de sérum et espacer les différents points où les injections sont pratiquées, d'au moins 25 centimètres.

Les œdèmes étendus, chauds et douloureux que produisent les injections, se réduisent en 24 ou 36 heures sous forme d'abcès.

Doses. — Doses massives, 0,30 centimètres cubes répétées chaque jour jusqu'à résolution de la maladie. Dans les cas très graves ou chez les animaux de grande taille, on peut injecter 0,40 centimètres cubes de sérum le premier jour. Il est nécessaire de renou_ veler les injections si la maladie reprend sa marche après cessation prématurée du traitement.

Sérum antitétanique

Est fourni par des chevaux immunisés, puis traité par des injections de toxine tétanique.

Sérum liquide. — Délivré en flacons de 0,10 à 0.20 centim. cubes, par l'Institut Pasteur de Paris, il conserve longtemps ses propriétés s'il est placé à l'abri de la chaleur (cave), et de la lumière. Il donne une immunité temporaire ne dépassant pas six semaines, mais pouvant être entretenue par des injections successives.

Indications A) A titre précentif. — Son action préventive étant certaine, c'est surtout à ce titre qu'il doit être employé pour toutes les espèces animales, le cheval notamment, dans les milieux à tétanos :

1° Opérations dangereuses au point de vue du tétanos ; castrations, champignons, opérations portant sur la partie inférieure des membres ;

2° Affections du pied : clous de rue, piqûres, javarts, etc... ;

3° Plaies récentes souillées de boue ou de fumier ;

4° Tétanos de parturition, tétanos des nouveaux-nés.

B) A titre curatif. — Son action curative, nulle dans le tétanos aigu, peut s'exercer favorablement dans le tétanos à marche lente.

MODE D'EMPLOI. — Le sérum doit être injecté dans le tissu conjonctif sous-cutané, à l'encolure ou en arrière de l'épaule, avec une seringue de Pravaz stérilisée. La peau doit être préalablement tendue et lavée avec une solution de phénol, de crésyl ou de lysol, à 3 p. 100.

Doses A. — Deux injections de chacune **0,10** centim. cubes pour le cheval, 1 à 5 centim. cubes pour les petits animaux. Faire la première aussitôt après l'opération ou le traumatisme, la deuxième 8 à 10 jours après la première.

B) *Le traitement curatif* consiste en des injections répétées chaque jour : la première de 50 centim. cubes, les autres de 0.20 centim. cubes chacune.

Sérum desséché, se conserve indéfiniment. Il est livré en tubes renfermant chacun une quantité de matière, correspondant à 10 centim. cubes de sérum liquide.

Mode d'emploi. — On dissout le sérum dans le tube lui-même ou dans tout autre récipient stérilisé avec un peu d'eau bouillie et refroidie, puis on injecte comme précédemment.

Sérum antivenimeux

Fourni par les chevaux immunisés et traités par des injections répétées de venin, le sérum antivenimeux est fourni par l'Institut Pasteur, de Lille, en flacons de 0,10 centim. cubes ; il n'est nullement toxique, et peut se conserver indéfiniment au frais et à l'obscurité.

Indications. — Il est indiqué à titre curatif, dans le traitement des morsures de vipère chez les animaux domestiques, et notamment chez le chien.

Mode d'emploi. — En injection sous-cutanée, mais lorsque l'état des animaux est alarmant, en injection intra-veineuse (saphène chez le chien).

Doses. — 10 centim. cubes quand la morsure est toute récente ; 0,20 centim. cubes, lors d'intervention tardive.

UROLOGIE

Caractères généraux de l'urine chez le chien
et le cheval

Cheval. — Couleur jaune variant du pâle à plus foncé, brunissant à l'air ; boueuse, trouble, filante ; odeur aromatique, réaction alcaline.

Chien. — Couleur variant du jaune au jaune rouge ; limpide ; odeur de bouillon de viande, parfois désagréable, surtout développée par l'addition de chaux ou de baryte ; réaction habituellement acide.

Examen de l'urine

VOLUME. — C'est la quantité émise en 24 heures :

Cheval de 500 k., 4 à 6 litres.

Chien de 25 k., 500 à 1.500 centimètres cubes.

Ces chiffres ne sont pas constants, et la quantité d'urine excrétée subit des variations considérables.

1° *A l'état normal*, elle dépend de la quantité d'eau absorbée. La transpiration, la diarrhée la diminuent.

2° *A l'état pathologique*, des variations notables sont observées. La sécrétion urinaire : (*a*), diminue dans la période aiguë de toutes les maladies fébriles ; dans l'hydropisie (*b*), augmente vers le déclin de la fièvre. Elle croît démesurément dans la polyurie non sucrée (pisse de cheval), dans la tuberculose abdominale du même animal.

3° Les diurétiques et les médicaments cardiaques : *alcool, digitale, azotate de potassium ou d'ammonium, caféine,* augmentent l'excrétion urinaire. Les sels de fer la diminuent ; les préparations cantaridées et arséniacales peuvent la supprimer.

ASPECT ET CONSISTANCE sauf chez le cheval, l'urine est transparente et fluide au moment de l'émission. L'émission d'une urine trouble chez les autres animaux est la conséquence d'une maladie de l'appareil urinaire.

Chez le *chien* comme chez l'homme, il se forme au bout de quelques heures un dépôt floconneux constitué par des débris de cellules épithéliales desquammées qui fixent des éléments divers. Le refroidissement après l'émission d'urines chargées en urate détermine la précipitation de ces sels, peu solubles à froid ; le trouble ainsi produit disparaît par le chauffage.

Chez le *cheval*, l'urine est trouble, sédimenteuse, épaisse, filante. Le trouble est d'autant plus grand, que le séjour dans la vessie a été plus prolongé. Les sédiments sont formés par des carbonates terreux, nageant dans un liquide riche en une substance voisine de la mucine, qui donne la consistance de l'huile.

La transparence d'une urine de cheval, au moment de l'émission, indique un état pathologique.

Les expressions : de trouble, épaisse, chargée, souvent employées pour caractériser une urine par des vétérinaires, dans l'esprit desquels, l'urine en question est pathologique, n'ont aucune signification ; bien au contraire, il s'agit là, nous tenons à le répéter, de caractères très normaux.

L'urine de toutes les espèces se trouble par la fermentation ammoniacale, l'alcalinisation du milieu amenant la précipitation des sels terreux (carbonates, phosphates et oxalates de calcium), insolubles en milieux alcalin. L'urine mousse plus ou moins par l'agitation. Une urine alcaline mousse plus facilement qu'une urine acide, et la mousse persiste davantage. La mousse dure encore plus longtemps, lorsque l'urine est chargée d'albumine ou de mucus.

Couleur. — La couleur marche généralement de pair avec la densité ; plus une urine est dense, plus elle est foncée. Exception est faite pour le diabète sucré, où l'urine est pâle tout en étant très dense.

Chez le *cheval*, la couleur ne peut être appréciée qu'après la filtration. Jaune à l'émission, l'urine de cet animal devient rapidement rouge, brun, puis brun foncé.

Chez le *chien*, l'urine est jaune ambrée avec une fluorescence verdâtre assez marquée.

La coloration augmente avec le séjour de l'urine dans la vessie. Une teinte jaune foncé devenant verte à l'air, indique la présence de la bile. Une teinte rose ou rouge plus ou moins foncée, trahit l'existence du sang ou simplement de l'hémoglobine ; une teinte rouge acajou, celle de l'urobiline. L'urine est blanchâtre, laiteuse, quand elle renferme des matières grasses.

L'urine putréfiée, ou qui a été additionnée d'un acide, prend une coloration bleue, et se recouvre d'une pellicule irisée par suite de la transformation de l'indican que contient cette urine, en indigo.

Certains médicaments modifient la coloration de l'urine : par ingestion de goudron, de phénol, de salol, l'urine prend à l'air une teinte variant du vert foncé au vert noir.

Odeur. — Aromatique chez le cheval et chez la vache, où elle est parfois identique à celle du thé de foin, semblable à l'odeur de l'urine humaine ; chez le *chien*, odeur de bouillon de viande. L'odeur ammoniacale de l'urine fraîche, prouve que ce liquide a subi une fermentation anormale dans la vessie.

Certains aliments et certaines substances employées en thérapeutique, donne à l'urine une odeur particulière (odeur de violette par la térébenthine). Quelques urines sucrées ont une odeur d'acétone très prononcée.

Densité. — Dans les conditions normales, la densité varie dans certaines limites ; elle diminue par l'alimentation au vert, l'ingestion d'une grande quantité de boissons ; elle augmente par l'alimentation au sec, par un travail fatigant exagéré, amenant une transpiration abondante.

Dans les maladies aiguës, l'urine présente souvent une forte densité, en même temps que la quantité émise est peu considérable ; à la défervescence de ces maladies, la densité baisse. Dans les affections chroniques, elle est généralement inférieure à la moyenne ordinaire.

Cheval, densité moyenne .... 1035 à 1050
Chien   —   .... 1015 à 1030

Une faible densité, coïncidant avec un volume considérable d'urine émise, fait soupçonner la polyurie insipide (pisse du cheval) ; si cette densité est forte, au contraire, il peut y avoir azoturie ou glycosurie.

Réaction. — En général, la réaction de l'urine est alcaline au tournesol chez les herbivores ; acide chez les carnivores.

Un régime animal entraîne l'acidité de l'urine chez toutes les espèces Un régime végétal rend l'urine alcaline ou diminue son acidité ; l'administration de bicarbonate de soude produit le même résultat. L'alcalinité s'observe dans toutes les urines qui ont subi la fermentation ammoniacale.

L'urine des herbivores devient acide dans l'autophagie, dans les maladies accompagnées d'une fièvre intense. Une réaction alcaline de l'urine d'un carnivore, non soumis au régime végétal, indique une affection de la vessie, accompagnée de la fermentation ammoniacale de l'urine.

Composition de l'urine normale

L'urine renferme en dissolution des substances organiques et des substances minérales, dont la nature et la quantité varient avec les espèces animales. Les principales d'entre elles sont :

Cheval. — Urée, acide hippurique, créatinine, quantité notable de phénols, sous forme de dérivés conjugés, avec l'acide glycuronique ou l'acide sulfurique (sulfates doubles de phénols et de potassium), monophénols (phénol ordinaire, paracrésol) diphénols (pyrocatéchine, hydroquinone), phénol dérivé de l'indol (indoxyle), sous forme d'indican (sulfate d'indoxyle et de potassium), pigments colorants, substance voisine de la mucine, chlorures, sulfates, carbonates terreux (de calcium, de magnésium), à l'état de sédiments, bicarbonates terreux en dissolution, traces de phosphates, acide carbonique dissous.

Carnivores. — Urée, acide urique et urates, créatine, traces d'acide hippurique, petite quantité de monophénols, d'indican, pigments colorants ; chlo-

rures, sulfates, phosphates alcalins et alcalino-ter-
reux ; acide carbonique dissous.

Eléments pathologiques

ALBUMINE. — Elle se décèle : 1° Par coagulation par
la chaleur et l'acide acétique.

Remplir un tube à essai, aux deux tiers, d'urine
filtrée et parfaitement limpide et chauffer la moitié
supérieure du liquide jusqu'à ébullition ; puis, sans
s'occuper du précipité qui a pu se former sous l'action de la chaleur, verser de l'acide acétique pur ou
dilué, goutte à goutte, en observant ce qui se passe
lorsqu'une goutte d'acide traverse la portion chauffée
du liquide.

Lorsque dans ces conditions, il se forme dans la
moitié supérieure de l'urine, un précipité ou un
louche persistant en présence de l'acide acétique ou
ne disparaissant que par l'addition d'un grand excès
de cet acide, on peut affirmer que l'urine est albumineuse. Si, au contraire, aucun précipité n'apparaît,
ou si le précipité formé par la chaleur se dissout dès
l'addition des premières gouttes d'acide, on peut être
sûr que l'urine ne renferme pas d'albumine.

Cette méthode est très sensible ; la comparaison
sur fond noir, de la moitié supérieure de l'urine
chauffée avec la moitié inférieure non chauffée, est
restée limpide, permet de déceler, dans la première
le plus léger louche.

2° *Réactif de Tanret* :

Iodure de potassium.....   3.32
Sublimé corrosif 1.35
Acide acétique ....   20 centimètres cubes
Eau distillée..........:   80   —   —

Ce réactif est d'une grande sensiblité, mais son utilisation doit être raisonnée. Il peut être employé concurremment avec la méthode précédente.

On doit considérer comme albumineuse, l'urine qui donne par le réactif de Tanret un précipité persistant après dilution et chauffage.

GLUCOSE. — Employer pour la recherche, la liqueur de Fehling, préparée extemporanément par le mélange, à volumes égaux, des deux liqueurs suivantes :

Liqueur bleue :

Sulfate de cuivre.......	35 grammes
Eau distillée pour faire.	500 centimètres cubes

Liqueur incolore :

Potasse................	125 grammes
Sel de Seignette........	173 —
Eau distillée pour faire.	500 centimètres cubes

Une solution pure de glucose réduit la liqueur de Fehling avec formation d'un précipité rouge d'oxyde cuivreux. L'urine sucrée ne donne pas toujours un précipité de cette nature, ce qui est attribuable à la présence de la créatinine qui provoque l'apparition de teintes de réduction intermédiaires, variant du vert au jaune.

TECHNIQUE. — Faire bouillir dans deux tubes séparés, la liqueur de Fehling et l'urine préalablement filtrée ; les liquides bouillants, verser avec précaution l'urine sur la liqueur, de façon que cette urine surnage (faire couler l'urine doucement le long des parois du tube fortement incliné) et laisser refroidir.

Si l'urine n'est pas sucrée, la partie inférieure de

la liqueur de Fehling et la partie supérieure de l'urine restent limpides et conservent leurs colorations respectivement bleue et jaune plus ou moins foncé, la zone intermédiaire présentant, de bas en haut, les couleurs bleu-vert, vert foncé, vert-brun, brune, dues au mélange en proportions variables des deux liqueurs (réactif et urine).

Lorsque l'urine est sucrée, la liqueur de Fehling est réduite ; la surface de séparation des deux liquides se trouble et prend successivement les colorations : vert sale, jaune verdâtre, jaunâtre, jaune orangé, d'autant plus rapidement que la proportion de sucre contenu dans l'urine est plus considérable. Quand il y a beaucoup de sucre, la réduction est instantanée et on voit immédiatement apparaître la teinte orangée ; quand il y a très peu de sucre, au contraire, cette réduction est lente, et caractérisée par une teinte qui paraît verte lorsque le liquide est vu par réflexion, et rouge orangé si on examine la liqueur par transparence.

En même temps que les phénomènes précédents, se manifestent à la limite de séparation de l'urine et du réactif, la réduction s'étend.

On voit alors les colorations rouge orangé, jaune orangé, jaunâtre, jaune verdâtre, vert sale, se superposer et se fondre graduellement les unes dans les autres. A la longue, le précipité d'oxyde cuivreux formé par la réduction de la liqueur de Fehling, se dépose au fond du tube sous forme d'une poudre jaune ou jaune orange.

Il est bon de savoir que chez les femelles en lactation, le *lactose*, sucre réducteur de la liqueur de Fehling, s'élimine en partie par l'urine, toutes les fois qu'il y a rétention du lait dans la mamelle. Ce détail a son importance; il permet de ne pas attribuer d'emblée une valeur sémiologique à la présence d'un sucre dans l'urine, avant d'être renseigné sur la nature exacte de ce sucre (glucose ou lactose).

INJECTIONS HYPODERMIQUES

Leur usage est fréquent en raison de l'action rapide des alcaloïdes injectés et, par le fait de leur absorption presque immédiate. L'Hypodermie doit être employée de préférence chaque fois que l'état du sujet, la gravité de l'affection dont il est atteint, réclament une action médicamenteuse hâtive. En principe, presque tous les alcaloïdes peuvent, s'ils ne le sont, être employés avec cette méthode.

Rappelons ici que les granules d'une solubilité parfaite ont été spécialement préparés pour cet usage par la maison Charles Chanteaud; nous ne saurions trop recommander leur usage à tout vétérinaire soucieux de la pureté des produits; leur emploi nous ayant donné toujours un résultat efficace.

Les granules solubles pour injections hypodermiques que nous recommandons, permettent de préparer instantanément l'injection hypodermique et de porter avec soi, sans gêne ni encombrement, tout l'arsenal thérapeutique usuel.

Pour la préparation instantanée de celles-ci, il suffira de faire dissoudre le nombre de granules nécessaire à former la dose prescrite dans les formules ci-après :

Aconitine

Pour une injection :

Cheval. 2 à 3 milligr.

Chien.. 1 milligr.

Atropine

Cheval. 2 à 10 milligr.

par injection de 1 milligr., répétée de 1/2 heure en 1/2 heure.

Chien.. 1 milligr.

par injection, de 1/2 heure en 1/2 heure, jusqu'à 3 milligr.

Arécoline (Bromhydrate)

Cheval. 0,05 centigr. à 0,10 centigr.

Chien.. 0,01 — à 0,05 —

Caféine

Cheval. 0.50 centigr. à 1 gr.

Chien.. 0.05 à 0.10 centigr.

Chlorhydrate de cocaïne

Comme insensibilisation locale, il est surtout employé en instillations dans un œil douloureux. On l'adjoint au sulfate d'atropine quand on a pour but un examen de l'œil.

Pour produire l'anesthésie dans les petites opérations simples, on injecte 1 centimètre cube d'une solution à 5 0/000, qui anesthésie une surface de 2 centimètres de diamètre.

Pour l'ablation des tumeurs, faire plusieurs injections à la base, avec 0 gr. 10 centigr. de cocaïne pour l'ensemble. Attendre 5 minutes.

Pour le diagnostic des boiteries, faire sur le trajet des nerfs plantaires, des deux côtés à la fois, soit au boulet, soit au paturon, une injection totale de 0.30 centigr. de chlorhydrate (0.15 pour une injection dans 5 centim. cubes d'eau).

Digitaline amorphe

Cheval. 0.005 milligr.

Chien.. 0.001 milligr.

Eviter ces injections.

Ergotine

Checal. 0.001 à 0.005 milligr.

Chien.. 0.001 milligr.

Rarement employées.

Esérine

Checal. 10 à 20 centigr.

Chien.. 0.01 à 0.05 centigr.

Limiter la moyenne à 0.02 centigr. chez le chien.

Hyosciamine

Checal. De 5 milligr. à 0.01 centigr.

Chien.. 0.001 milligr.

Morphine (Chlorydrate)

Checal. 0.50 centigr. à 1 gr.

Chien.. De 0.03 à 0.06 centigr.

Pilocarpine nitrate

Checal. 10 à 20 centigr.

Chien.. 0.01 à 0.05 centigr.

Strychnine

Cheval. 2 à 5 milligr.
Chien.. 1 à 2 milligr.

Vératrine

Cheval. Solution au 1/20, 5 à 0 gr. 10.
Chien.. Solution au 1/20, 1 centigr. au plus.

———

EMPOISONNEMENTS

En raison de l'intervention possible du vétérinaire, nous avons cru devoir réserver un article spécial aux poisons principaux et à leurs antidotes.

POISONS	ANTIDOTES
Acétate de cuivre	Hydrate de magnésie, sulfure de zinc.
Aconit, Aconitine	Hydrate de magnésie, eau albumineuse, ammoniaque.
Ammoniaque liquide	Eau acidulée.
Apomorphine	Chloroforme, chloral, éther.
Arsenic	Hydrate ferrique, lait.
Atropine, Belladone	Iodure de potassium, chlorhydrate de morphine, esérine et pilocarpine.
Bichlorure de mercure	Fer réduit, eau albumineuse.
Biiodure de mercure	Fer réduit, eau albumineuse.
Cantharides	Eau albumineuse, camphre.
Champignons vénéneux	Huile de ricin, potion éthérée, café.

POISONS	ANTIDOTES
Chloral...............	Eau albumineuse, stimulants, respiration artificielle, faradisation.
Chlorhydrate de morphine	Tanin, iodure de potassium, belladone, atropine, café.
Cicutine, Ciguë......	Charbon animal, teinture d'iode étendue d'eau 1/200, opium.
Curare	Teinture d'iode 1/200, strychnine.
Cyanure de potassium (acide prussique)	Inhalations de chlore, potion ammoniacale, sulfure de fer.
Digitale, Digitaline ...	Tanin, teinture d'iode 1/200, stimulants.
Eau de Javel.........	Sulfite de soude, eau albumineuse, lait.
Emétique, Encétine...	Tanin, quinquina, eau albuneuse, sulfate de fer.
Iode, Iodoforme......	Amidon, panade, hydrate ferrique.
Jaborandi...........	Atropine, eau albumineuse, charbon animal pulvérisé, alcool.
Nicotine.............	Charbon animal, teinture d'iode 1/200, opium.
Strychnine...........	Chloral, chloroforme, iodure de potassium, morphine, respiration artificielle.
Acide oxalique....... (sel d'oseille)	Craie, plâtre, hydrate de magnésie.

POISONS	ANTIDOTES
Acide phénique.......	Saccharate de chaux, sulfate de soude, stimulants.
Phosphore	Essence de térébenthine, carbonate de cuivre, charbon, hydrate de magnésie, eau albumineuse.
Seigle ergoté.........	Eau albumineuse, opium.

TABLE

Ordre Alphabétique des Maladies

———

———

PATHOLOGIE

A

COMPLÉMENT

Anesthésie. — Sérothérapie. — Urologie. — Injections hypodermiques. — Empoisonnements.

Pharmacie Dosimétrique

Fondée par Charles Chanteaud en 1872

PARIS, 54, rue des Francs-Bourgeois

GRANULES POUR LES PETITS ANIMAUX

En boîtes de DIX Tubes de VINGT Granules chaque

SUBSTANCES	GRANULÉES AU	PRIX de la BOITE
Acide arsénieux	milligr.	2 »
Acide benzoïque	milligr.	2 »
Acide phosphorique	milligr.	2 »
Acide salicylique	centigr.	2 »
Acide tannique	centigr.	2 »
Aconitine amorphe	1/2 milligr.	3 »
Agaricine	milligr.	2 50
Ammoniaque (benzoate)	centigr.	2 »
Anémonine	milligr.	2 50
Antimoine (arséniate)	milligr.	2 »
Apomorphine	milligr.	3 50
Arbutine	milligr.	2 50
	centigr.	3 »
Asparagine	milligr.	2 50
Atropine	1/4 milligr.	3 »
Atropine (sulfate)	1/2 milligr.	3 »
Atropine (valérianate)	1/2 milligr.	3 »
Bismuth (sous-nitrate)	centigr.	2 »
Brucine	1/2 milligr.	2 50
Bryonine	milligr.	3 »
Caféine	milligr.	2 50
	centigr.	3 »

SUBSTANCES	GRANULÉES AU	PRIX de la BOITE
Caféine (arséniate).................	milligr.....	2 50
Caféine (citrate)	milligr.....	2 50
	centigr.....	3 »
Caféine (valérianate)............	milligr.....	2 50
	centigr.....	3 »
Calabarine (sulfate)...............	1/2 milligr.	4 »
Calcium (sulfure)...............	centigr.....	2 »
Calomel...................	milligr.....	2 »
	centigr.. ...	2 »
Camphre monobromé	centigr.....	3 »
Cannabine (tannate)	milligr.....	2 50
Chaux (glycérophosphate)..........	2 centigr...	3 »
Chaux (hypophosphite)	centigr.....	2 »
Cicutine (bromhydrate)	milligr.....	3 »
Cicutine (chlorhydrate)...........	1/2 milligr.	2 50
Cocaïne	1/2 milligr.	3 »
Cocaïne (chlorhydrate)...........	milligr.....	3 »
Codéine...................	milligr.....	3 »
	centigr.....	4 »
Colchicine..................	1/2 milligr.	3 »
Colocynthine	1/2 milligr.	3 »
Cotoïne.....	milligr.....	2 50
Croton-chloral..................	centigr.....	3 »
Cubébine....................	milligr....	2 50
Cyclamine...................	milligr.....	2 50
Daturine	1/4 milligr.	3 50
Diastase..................	centigr.....	4 »
Digitaline amorphe...............	milligr.....	3 »
Elatérine...................	milligr.....	3 50
Emétine...................	milligr....	3 50
Emétique...................	centigr.....	2 »
Ergotine...................	centigr.....	3 »
Evonymine...................	milligr.....	2 50
Fer (arséniate).................	milligr.....	2 »
Fer (glycérophosphate)	2 centigr...	3 »

SUBSTANCES	GRANULÉES AU	PRIX de la BOITE
Fer (lactate)........................	centigr.....	2 »
Fer (phosphate)	centigr.....	2 »
Fer (valérianate)....................	centigr.....	2 »
Gelsémine.........................	1/2 milligr.	2 50
Guaranine.........................	milligr.....	2 50
Hélénine..........................	centigr.....	3 »
Hydrargyre (biiodure)...............	milligr.....	2 50
Hydrargyre (protoiodure)	centigr.....	2 50
Hydrastine ou béébérine...........	milligr.....	2 50
Hyosciamine	1/4 milligr.	3 50
Iodoforme pur.....................	milligr.....	3 »
Iridine	milligr.....	2 50
Jalapine...........................	milligr.....	2 50
Juglandine........................	milligr.....	2 50
	centigr.....	4 »
Kermès...........................	centigr.....	2 »
Kousséine.......................	milligr.....	2 50
Leptandrine	milligr. ...	2 50
Lithine (benzoate)	centigr.....	3 »
Lithine (carbonate)	centigr.....	2 50
Lithine (salicylate).................	centigr.....	2 50
Lobeline...........................	1/2 milligr.	2 50
Morphine (bromhydrate).............	milligr.....	3 »
Morphine (chlorhydrate).............	milligr.....	2 50
Morphine (iodhydrate)	milligr.....	3 »
Narcéine..........................	milligr.....	3 50
Pelletiérine (tannate)...............	milligr.....	3 »
Pepsine pure	centigr.....	2 50
Picrotoxine........................	1/2 milligr.	3 50
Pilocarpine (nitrate)	milligr.....	3 »
Pipérine..........................	milligr.....	2 50
Podophyllin	centigr.....	2 50
Quassine	milligr.....	2 50
Quinine (arséniate).................	milligr.....	2 50
Quinine (bromhydrate)...............	centigr.....	3 »

SUBSTANCES	GRANULÉES AU	PRIX de la BOITE	
Quinine (cacodylate).............	centigr....,	4	».
Quinine (hydroferrocyanate).......	milligr.....	3	»
	centigr.....	4	»
Quinine (salicylate)...............	centigr.....	3	»
Quinine (sulfate).................	centigr.....	3	»
Quinine (valérianate).............	centigr....	4	»
Santonine	centigr.....	3	»
Scillitine ....,..	milligr.....	2	50
Sel de Grégory...................	milligr.....	2	50
Soude (arséniate)	milligr....	2	»
Soude (benzoate)................	centigr.. ..	2	»
Soude (salicylate)...............	centigr.....	2	»
Spartéine (sulfate)...............	centigr.....	3	»
Strophantine....................	1/10 milligr.	3	»
Strychnine (arséniate).............	1/2 milligr.	2	50
Strychnine (hypophosphite)	1/2 milligr.	2	50
Strychnine (sulfate)...............	1/2 milligr.	2	50
Sulfhydral.....................	centigr.....	3	»
Vératrine	1/2 milligr.	2	50
Zinc (cyanure)...	milligr.....	2	»
Zinc (phosphure)................	milligr.....	2	»
Zinc (valérianate)...............	centigr.....	2	»

GRANULES POUR LES GRANDS ANIMAUX

En boîtes de DIX tubes de VINGT granules chaque

SUBSTANCES	GRANULÉES AU	PRIX DE LA BOITE
Aconitine	1/2 centgr..	3 50
Atropine (sulfate)	millgr	3 »
Calcium (sulfure)	2 centgr	3 »
Camphre monobromé	—	3 »
Cicutine (chlorhydrate)	millgr	3 »
Digitaline	1/2 centgr..	3 50
Esérine (sulfate)	millgr	4 »
Fer (arséniate)	centgr	2 »
Hyosciamine	millgr	5 »
Iodoforme	centgr	3 »
Morphine (chlorhydrate)	1/2 centgr..	3 »
Pilocarpine (nitrate)	—	4 »
Podophyllin	2 centgr	3 »
Quassine	centgr	3 »
Quinine (arséniate)	—	3 »
Quinine (salicylate)	2 centgr	4 »
Scillitine	1/2 centgr..	3 »
Strychnine (arséniate)	—	3 »
Sulfhydral	5 centgr	3 »
Vératrine	millgr	3 »

PRODUITS GRANULÉS

en flacons de 150 et 250 grammes

HYPAGOL, purgatif antiseptique et rafraîchissant, préparé pour les animaux.

—

SEDLITZ CHARLES CHANTEAUD, purgatif, laxatif, préparé pour la Médecine humaine.

—

URÉOL, diurétique, dissolvant de l'acide urique, antiseptie des voies urinaires.

—

STÉNOL, reconstituant, tonique général. (Principe de la coca, kola).

—

SULFHYDRAL, antiseptique général, inoffensif. (Maladies des voies respiratoires, maladies infectieuses.)

TROYES, IMP. MARTELET, RUE THIERS, 101

www.ingramcontent.com/pod-product-compliance
Lightning Source LLC
LaVergne TN
LVHW011002180726
843502LV00004B/1297